AF390392

ÉTUDE PHYSIOLOGIQUE

DE

L'ACTION DE LA CAFÉINE

SUR LES FONCTIONS MOTRICES

PAR

Le Dr Eugène PARISOT

Ancien externe des hôpitaux
Médaille de bronze de l'Assistance publique

PARIS

G. STEINHEIL, ÉDITEUR

2, RUE CASIMIR-DELAVIGNE, 2

1890

7
2 20? (7)

ÉTUDE PHYSIOLOGIQUE

DE

L'ACTION DE LA CAFÉINE

SUR LES FONCTIONS MOTRICES

IMPRIMERIE LEMALE ET Cie, HAVRE

ÉTUDE PHYSIOLOGIQUE

DE

L'ACTION DE LA CAFÉINE

SUR LES FONCTIONS MOTRICES

PAR

Le Dr Eugène PARISOT

Ancien externe des hôpitaux
Médaille de bronze de l'Assistance publique

PARIS

G. STEINHEIL, ÉDITEUR

2, RUE CASIMIR-DELAVIGNE, 2

1890

ÉTUDE PHYSIOLOGIQUE

DE

L'ACTION DE LA CAFÉINE

SUR LES FONCTIONS MOTRICES

L'idée de ce travail nous a été inspirée par notre maître M. le professeur Germain Sée. Nous avons eu surtout en vue une étude physiologique de l'action de la caféine sur les fonctions motrices, réservant à d'autres le soin de contrôler par la clinique les effets thérapeutiques que nous avons cru pouvoir formuler cependant dans la dernière partie de notre étude.

Il nous eût été bien difficile de mener à bien notre tâche si M. le professeur Germain Sée n'avait mis à notre disposition les ressources si nombreuses de son laboratoire. Nous nous faisons un devoir et un plaisir de lui témoigner ici notre profonde reconnaissance, ainsi que pour le grand honneur qu'il nous fait en acceptant la présidence de notre thèse.

Nous avons eu le bonheur de travailler sous la direction de M. le professeur agrégé Gley, chef du laboratoire des Cliniques. Jamais nous n'oublierons la bienveillance qu'il nous a toujours témoignée. Notre ami L. Lapicque, aide de clinique à l'Hôtel-Dieu, a été pour nous dans ce travail un guide précieux et ses excellents conseils ne nous ont jamais fait défaut, nous sommes heureux de lui adresser ici tous nos remerciements.

C'est pour nous un devoir bien doux de témoigner toute notre reconnaissance à tous les excellents maitres qui nous ont guidé pendant le cours ds nos études. Que M. le professeur Garnier, de Nancy, nous permette de lui exprimer ici notre vive gratitude pour la bienveillance qu'il nous a montrée pendant notre première année. Nous avons trouvé constamment un appui auprès de nos maîtres dans les hôpitaux : MM. Th. Anger, Dujardin-Beaumetz, Hutinel, Marie pendant le temps où nous avons eu l'honneur d'être leur externe. Jamais nous ne l'oublierons.

INTRODUCTION

**Substances dites aliments d'épargne. — Rôle principal attri-
buable à la caféine. — Incertitudes sur le mode d'action de
la caféine. — Nécessité de reprendre l'étude de cette q ues
tion.**

Depuis longtemps déjà on a rapporté des faits vrai-
ment extraordinaires à propos de l'action stimulante de
certains végétaux dont les populations primitives se servent pour accomplir les travaux les plus pénibles. Si on
lit en effet les récits des voyageurs ayant parcouru les
diverses régions de l'Amérique du Sud, de l'Asie ou de
l'Afrique, on retrouve presque toujours relaté l'usage
fréquent que font les habitants, de boissons ou d'aliments
préparés soit avec la coca, soit avec le maté, le guarana,
la noix de Kola, enfin le thé et le café. Presque toujours
aussi on retrouve cette conclusion que c'est grâce à l'action de ces différentes substances que les indigènes par-
courent sans peine d'immenses étendues de terrain, et
fournissent pendant longtemps une grande somme de
travail, sans absorber autre chose que ces préparations
diverses.

Au maté (*Ilex paraguayensis*) par exemple, les habitants
du Paraguay attribuent la propriété de soutenir les forces
et c'est la seule provision qu'ils emportent dans leurs

longs voyages ; quand ils arrivent près d'une source, ils préparent leur infusion de maté et souvent ne prennent pas d'autre nourriture pendant quelques jours.

M. Couty, dans un article publié sur le maté, dit que les habitants des trois provinces du Sud du Brésil, de la République Orientale, du Chili et du Pérou consomment d'une façon générale et en assez grande quantité l'infusion de cette plante... « Chez ces diverses populations, le « maté remplace le café et les divers alcooliques, il est « la boisson unique... On voit des péons rester toute la « journée sans manger, les jours où ils font le *rodeo* ou les « autres opérations très pénibles du traitement du bétail ; « mais ils boivent du maté en assez grande abondance. « Enfin diverses personnes, surtout dans les villes, « font du maté leur nourriture presque exclusive. Le « fait s'observerait surtout chez les femmes qui arri- « vent à absorber chaque jour dix ou douze tasses de « maté. »

Mantegazza avait autrefois aussi déclaré que le maté est un stimulant du cerveau et du grand sympathique, qu'il repose de la fatigue et excite au travail. « Bien des « fois, dit-il, affaibli par de longues courses et par une « chaleur accablante, je me suis soulagé en avalant le « maté que mon hôte m'offrait. »

Marvaud observa sur lui-même un sentiment de bien-être et de bonheur calme et tranquille plus marqués avec le maté dont l'action peut être encore comparée à certains moments, à la première période de l'ivresse chez les gens qui ont le vin gai.

Le guarana (*Paullinia sorbilis*), jouit au Brésil d'une

grande faveur et les habitants de l'Uruguay l'ajoutent à leur chocolat pour rendre celui-ci plus excitant.

De la coca (*Erytroxylon coca*), nous parlerons peu et seulement pour comparaison. Tout le monde connaît ses propriétés merveilleuses qui en ont fait pendant long-temps la plante sacrée des Péruviens. Son action ressemble fort à celle des autres substances que nous avons citées plus haut.

La noix de kola, graine produite par le Sterculia acuminata, est l'aliment et l'excitant en honneur chez les nègres et auprès des Européens qui habitent la côte ouest africaine. Aux yeux des Africains c'est à la fois le vivre de réserve excitant à la marche et l'aliment permettant de résister à la fatigue. Ils n'entreprennent une route un peu longue qu'après s'être munis d'une ample provision de graines de kola. Celles-ci en effet, d'après eux auraient l'heureuse propriété de rendre agréable et fraîche au goût l'eau la plus ensoleillée et la plus saumâtre; employées à petites doses elles satisfont même pour long-temps les exigences de la faim et elles rendent les travail-leurs ou les voyageurs propres à supporter les plus rudes travaux, sans le secours d'aucun autre aliment que du riz. (Daniell. De la valeur nutritive du kola.)

Dans le Soudan occidental, dit M. Duhamel, le pre-mier soin des guerriers nègres partant en expédition est de faire une ample provision de noix de kola pour sup-pléer aux lacunes de leur alimentation pendant leurs longues marches. Cette précaution a rendu d'ailleurs d'éminents services à plusieurs de nos colonnes expé-ditionnaires du Soudan, entre autres à celle de 1881, qui, retournant de Ségur à Bakel, soutint ses forces remarquablement avec un peu de couscous et surtout de la noix de kola pendant les 750 kilom. qu'elle eut à franchir.

Un de nos amis qui a habité plusieurs années le Gabon, nous disait que les Sénégalais appréciaient vivement la noix de kola. Ils s'en servent pendant leurs longues marches dans le Sahara. Ils mâchent les graines pour se préserver de la soif et de la faim.

Les Gabonnais absorbent également beaucoup de noix de kola et en usent surtout pour éviter le sommeil lorsqu'ils doivent naviguer à la rame pendant la nuit.

Nous trouvons en outre dans la thèse de M. Doublet, l'observation suivante : « Pendant deux jours, M. X... a « pu, sans prendre d'autre nourriture, que du maté en « infusion et des pastilles de menthe supporter la fati- « gue d'une excursion à cheval qui ne cessait qu'avec la « nuit.

« Pendant ces deux jours son énergie physique et mo- « rale ne se sont en rien ressenties de l'absence de nour- « riture, quelques sensations plutôt gênantes que péni- « bles du côté de l'estomac... Une soif ardente, une « bouche pâteuse... étaient les inconvénients les plus « saillants de ce modus vivendi.

« A la fin du deuxième jour, M X... put absorber des « tranches énormes d'un quartier de bœuf, dont les péons « qui avaient subi le même jeûne, avalèrent ce soir-là un « à deux kilos chacun pour le moins. A la suite de ce « copieux repas, qu'on prolongea avec des intermittences « pendant près de trois heures, M. X... n'eut pas de di- « gestion pénible et s'endormit paisiblement. »

Les Européens depuis longtemps déjà ont cherché à utiliser les qualités précieuses de ces produits naturels. Le thé et le café sont d'un usage courant et tout le monde sait que l'infusion de café prise chaude détermine une sensation de bien-être qui se répand dans toute l'économie. La plupart des auteurs qui se sont occupés du café sont d'accord pour lui accorder cette action bienfaisante. C'est ainsi que le comte de Gasparin n'hésite pas à le considérer comme un aliment. Dans un mémoire présenté en 1850 à l'Académie des sciences, il arrive à conclure que c'est à lui que les mineurs de Charleroi, qui ne consomment que 1,500 grammes d'aliments quotidiens, mais qui prennent quatre à cinq fois par jour de la soupe au café, doivent de se bien porter et de pouvoir se livrer à un travail très rude et très pénible.

Le Dr Thierry cite le fait suivant : « Dans un village
« de la Bohème, de pauvres campagnards presque
« tous tisserands, n'ayant qu'une nourriture insuffi-
« sante, composée de pommes de terre, étaient tombés
« dans un état de dépérissement et d'étiolement qui
« les avaient abâtardis. Les médecins conseillèrent
« l'usage du café ; depuis lors cette population s'est
« transformée et elle jouit d'une vigueur peu com-
« mune. »

Depuis peu d'années enfin, on a essayé de nouveaux produits ayant tous pour base la noix de kola et imaginés par le Dr Heckel, professeur à la faculté des sciences et à l'école de médecine de Marseille. Les résultats obtenus paraissent concorder avec les faits que nous avons déjà relatés et nous allons ici reproduire quelques notes recueillies sur une trentaine d'expériences par des médecins militaires.

Pendant une marche ayant duré « de 4 heures 1/2 du « matin à 8 heures le lendemain, c'est-à-dire 27 heu « res 1/2 avec des haltes horaires de quelques minutes et « trois longs repos, on observe une excitation certaine « à la marche. Au bout de six heures de marche, les « hommes disaient qu'ils se sentaient presqu'aussi légers « qu'au départ ».

Dans une marche de 55 kilomètres on observe un entrain tout particulier « qui allait pour ainsi dire en augmentant avec les kilomètres parcourus » et aussi l'absence de traînards parmi les hommes de troupe. Enfin on note que cette excitation ne commence guère à se faire sentir que deux heures après l'absorption.

D'autres hommes accusent « une grande facilité de « la respiration ; la poitrine est libre et ne semble pas « comprimée comme dans les circonstances ordinaires « de marche à cette époque de l'année (mois de juil « let 1886) ».

Des hommes malingres marchant d'habitude très mal ont effectué une marche de 18 heures en montagne sans éprouver de fatigue musculaire.

M. C..., adjudant d'infanterie, arrive à parcourir 70 kilom. 600 en quatorze heures dont deux de pause, après une nuit passée à jouer et à absorber diverses liqueurs. Après cette marche il dîne comme à l'ordinaire et ne se couche pas avant trois heures du matin.

Terminons l'énoncé de ces faits par une observation qui nous a été communiquée par un de nos amis.

« Le 20 octobre, repas ordinaire à six heures du soir.

« Le 21, j'absorbe deux galettes faites avec le produit
« du Dr Heckel, départ à dix heures du matin, sur une
« bicyclette. Douze autres galettes sont prises pendant
« la course, deux à la fois toutes les deux heures à peu
« près en buvant seulement un peu d'eau chaque fois.
« Au début la marche est pénible, le souffle court, les
« côtes m'obligent à mettre pied à terre. Vers midi je
« ressens dans la région épigastrique un sentiment de
« constriction que je différencie nettement de la sensa-
« tion habituelle de la faim. Je mange un petit pain de
« 80 grammes et cette sensation désagréable disparaît
« complètement. Mon activité s'accroît peu à peu. Après
« la huitième galette, elle devient très grande, je marche
« très vite sans aucun effort, je monte les côtes sans
« difficulté et sans m'essouffler. Vers six heures du soir
« la sensation de constriction stomacale se reproduit
« sans amener en rien la prostration que la faim produit
« toujours chez moi ; 100 grammes de pommes de terre
« frites font disparaître cette sensation. Je ne prends plus
« de galettes ; l'excitation se maintient. Malgré la nuit
« je ne puis me décider à rentrer. Mes idées ne sont plus
« parfaitement cohérentes et les arbres devant lesquels
« je passe m'apparaissent comme de vagues objets fan-
« tastiques. Rentré après dix heures, j'essaie de noter
« mes impressions et je ne puis arriver à écrire une
« phrase. Aussitôt couché je m'endors d'un sommeil
« calme.

« Le trajet effectué a été de 100 à 120 kilomètres en
« terrain accidenté. J'ai fait plusieurs haltes.

« Le 22 au réveil, pas de sensation de faim. Le pouls
« est petit et régulier. Pendant toute la journée, soif
« assez vive, appétit ordinaire à midi. Le jeûne a duré
« 42 heures. »

Nous ferons remarquer que la nourriture prise en de-
hors des galettes est insignifiante comme valeur nutritive. Que les galettes renfermant la noix de kola n'ont
qu'un poids de 10 grammes.

Enfin, dans une autre expérience, notre ami a calmé
les sensations désagréables à l'estomac dont il parle
dans son observation avec quelques pommes ramassées
dans un verger.

On le voit, toutes ces plantes, tous ces produits naturels jouissent dans tous les différents pays où on les
emploie d'une grande réputation comme stimulants et
tous les faits que nous venons de citer montrent assez
quels services ils peuvent rendre pour faciliter le travail
musculaire.

Or, les travaux des chimistes nous l'ont bien fait connaître, toutes ces substances, à l'exception seulement de
la coca, contiennent de la caféine en quantité plus ou
moins considérable.

Le café contient environ 1 0/0 de caféine, le thé 2 0/0,
le maté de 1 à 3 0/0, le guarana 5 0/0 mais un peu mé-
langé d'impuretés. La noix de kola d'après les recherches de MM. Heckel et Schlagdenhaufen contiendrait
2,346 0/0 de caféine et 0,023 de théobromine.

Il est vrai de dire que ces substances diverses contiennent également d'autres principes que la caféine, mais
c'est surtout, il nous semble, par l'étude de l'action phy-

siologique de cette dernière que nous pourrons arriver à l'explication des faits en apparence merveilleux que nous avons relatés.

Étude chimique. — Nous ne nous étendrons pas longuement sur l'étude chimique de la caféine ; mais nous tenons cependant à donner les dernières recherches faites sur cette substance. Nous ne pouvons mieux faire que de reproduire ici ce qu'en disent MM. Wilm et Henriot.

La caféine $C^8 H^{10} Az^4 O^2$ a été découverte dans le café en 1820 par Runge, puis en 1827 par Dudey dans le thé. Elle existe dans un grand nombre de végétaux ; le plus avantageux pour la préparer est le guarana (pulpe du *Paullinia sorbilis*). Pour la retirer du thé ou du café, on en fait une infusion que l'on précipite par le sous-acétate de plomb, on filtre, on chasse l'excès de plomb par l'hydrogène sulfuré et on concentre la liqueur filtrée. La caféine cristallise par refroidissement. Lorsqu'on emploie le guarana il faut faire cristalliser plusieurs fois la caféine dans l'alcool à cause des impuretés qui restent mélangées.

Elle forme de fines aiguilles soyeuses, renfermant une molécule d'eau de cristallisation qu'elle ne perd qu'au-dessus de 150°. Elle fond à 178° et se sublime à 185°. Elle est assez soluble dans l'eau et l'alcool, peu dans l'éther. Elle se dissout dans les acides en formant des sels peu stables, dont quelques-uns sont déjà décomposés par ébullition avec de l'eau.

Lorsqu'on la chauffe avec de l'eau de baryte, elle se dédouble en donnant de la caféidine (Strecker).

$$C^8 H^{10} Az^4 O^2 + Ba\,(OH)^2 = CO^3 Ba + C^7 H^{12} Az^4 O$$

Caféine   Caféidine

Le chlore la convertit en tétraméthylalloxanthine puis en acide diméthylparabanique ou cholestrophane.

$$C^8 H^{10} Az^2 O^2 + 7 H^2 O + 9 Cl^2 = C^5 H^6 Az^2 O^3 + 3 CO^2 + Az^3 + 18 HCL$$

Caféine   Cholestrophane

L'acide chlorhydrique et le chlorate de potassium la convertissent en alloxane.

La caféine donne avec l'acide azotique et l'ammoniaque la réaction de la murexide comme l'acide urique lui-même.

Il est à peine utile de montrer l'intérêt des différents faits que nous avons mentionnés plus haut ; les applications qui en ont été tentées indiquent mieux que tout ce que nous dirions le parti que l'on peut tirer des propriétés motrices de la caféine.

Tous ces faits démontrent en effet bien nettement que la caféine et ses composés possèdent les deux propriétés suivantes :

1° *La caféine facilite grandement le travail musculaire et permet de le continuer longtemps sans fatigue.*

2° *Elle peut suppléer pour un certain temps à l'alimentation, en maintenant intacte la vigueur musculaire.*

Bien des physiologistes ont déjà cherché à expliquer le mécanisme intime de ces propriétés et les faits accumulés ne manquent pas. Mais il ne semble pas que la lumière soit faite. Le rapide historique que nous allons faire des travaux publiés jusqu'à ce jour va démontrer qu'il n'y a encore que contradictions à cet égard.

Pour Tissot, la caféine est un tétanisant, et à l'appui
de son opinion il cite l'observation d'un malade chez qui
la raideur des muscles de l'avant-bras disparut par l'aban-
don de l'usage du café.

Albers (de Bonn) écrit que les citrates de caféine et de
théine produisent, à dose toxique, un état tétanique plus
opiniâtre, plus prononcé et plus stable que celui que l'on
obtient avec la strychnine.

Pour Trousseau le café est un excitant et un stimulant
du système nerveux sur lequel il porte surtout son action, tandis qu'il agit très peu sur le système sanguin. La
caféine et ses sels produisent à la dose de quelques grains
un assoupissement léger suivi bientôt d'une excitation
qui active l'énergie des fonctions vitales et favorise le
travail intellectuel. L'infusion de café accélère les battements du cœur.

D'après Méplain il y a excitation exagérée du système
musculaire caractérisée par des frémissements musculaires, des spasmes fibrillaires erratiques affectant de
préférence les membres inférieurs et les fléchisseurs des
doigts. Il admet un ralentissement du pouls après l'absorption de 0,50 centigrammes de caféine.

Caron, lui aussi, voit son pouls tomber de 80 à 56 pulsations et cela après l'absorption de 0,50 centigrammes
de caféine. Il note également une plénitude de l'estomac
et une inappétence prolongée, car il peut rester, sans
avoir la sensation de la faim, depuis le matin jusqu'à
11 heures du soir sans manger.

Coggswell arrive aux mêmes conclusions qu'Albers
de Bonn. Falk remarque en outre qu'avant l'apparition

P.   2

du tétanos il se produit une rigidité notable, particulièrement des extrémités antérieures et postérieures.

Hoppe conclut de ses expériences : 1° que la caféine
paralyse énergiquement et promptement les nerfs ;
2° que la caféine agit directement sur les muscles en les
contracturant, non seulement ceux avec qui elle est
mise directement en contact, mais aussi les plus éloignés qui la reçoivent par leur vaisseaux. Il nie toute action centrale.

M. Leven trouve que le système nerveux central est
irrité et il croit que l'état tétanique produit sur des grenouilles par la caféine a son origine dans la moelle. Il
observe en outre qu'à dose toxique la caféine commence
toujours par augmenter le nombre des battements du
cœur ; ce n'est que dans la seconde phase de son action
qu'elle les ralentit.

Pour M. Hennegny il se produit des convulsions dans
les membres après une première période d'excitation du
système nerveux et des muscles. Les nerfs moteurs con-
servent leur excitabilité dans toute leur étendue après la
disparition des réflexes, ce qui prouve que la perte des
mouvements est due à une action sur le système nerveux.
La caféine accélère d'après lui les battements du cœur.

Bennet observe aussi des convulsions tétaniques.

Johansenn ne constate que des modifications par-
ticulières des muscles et n'observe pas de tétanos. Il a
étudié spécialement la raideur musculaire produite par
la caféine.

Buchheim et Eisenmenger au contraire notent du tétanos et les premiers indiquent la courbe des contractions.

Aubert ne peut admettre qu'on puisse nier le tétanos et mettre sur le compte d'une action directe de la caféine sur les muscles la rigidité de ceux-ci.

C'est à ce moment que Schmiedeberg, frappé de ces divergences d'opinion, démontre que si les résultats sont différents, c'est que les expérimentateurs ont opéré les uns sur des grenouilles rousses (Rana temporaria), les autres sur des grenouilles vertes (Rana esculenta). Nous reviendrons plus loin sur cette opinion de Schmiedeberg.

Gentilhomme dans une communication faite à la Société médicale de Reims donne les conclusions suivantes sur l'action de la caféine à dose toxique :

1° La caféine diminue puis abolit les mouvements réflexes ;

2° Elle agit directement sur la fibre musculaire, diffère totalement de la strychnine qui agit sur les muscles par l'intermédiaire du système nerveux ; c'est un poison de la fibre musculaire ;

3° La caféine est sans action sur le cœur et sur les nerfs vaso-moteurs ;

4° Elle est sans influence sur le système nerveux central.

Pour M. Giraud la caféine paralyse complètement les cordons postérieurs de la moelle ainsi que les nerfs sensitifs périphériques, les cordons antérieurs et les nerfs moteurs ne sont pas influencés, elle produit des convulsions cloniques et des spasmes tétaniques différents de ceux de la strychnine en ce que ceux de cette dernière sont provoqués par le choc et par l'attouchement, tandis que ceux de la caféine ne le sont pas. Sous l'influence de

la caféine le pouls diminue de fréquence, la tension artérielle et l'énergie des battements du cœur sont augmen-
tées. Enfin sur des animaux, à dose toxique, il a noté une
accélération puis un ralentissement de la respiration et de
la circulation par épuisement nerveux ; une diminution
de la pression sanguine.

Pour M. J. A. Fort il y a excitation du cerveau et de
la moelle produisant des crampes dans les membres, des
douleurs d'estomac et des troubles de l'intestin et du
cœur.

Steward observe des convulsions, de la paralysie. Sur
le cœur la caféine a une action stimulante, et augmente
la tension artérielle, mais consécutivement elle détermine un affaiblissement de la puissance musculaire cardiaque et diminue la pression sanguine.

Le Dr Leblond, qui avait repris complétement les
expériences tentées jusqu'à lui, arrive à conclure que la
caféine a une double action ; d'abord l'action directe sur
les muscles se traduisant par l'augmentation de l'excitabilité et aboutissant à la contracture ; ensuite l'action
sur la moelle épinière provoquant le tétanos. Pour lui la
diminution de fréquence des battements du cœur est
constante.

Le pouls est plus ample, le retard du pouls sur le
cœur est moindre.

M. le professeur Jaccoud dit que la caféine augmente
l'impulsion du cœur dont les battements se régularisent.

Terminons en indiquant les conclusions publiées dans
la thèse de M. Gosset sur la guaranine qui, on le sait,
est identique à la caféine. Il voit les grenouilles qu'il a

expérimentées présenter de la raideur musculaire et des accès tétaniques généralisés. Il note ensuite un arrêt de la respiration et un ralentissement des battements du cœur.

D'après lui le guarana et la guaranine exercent leur action sur le système nerveux central bulbo-médullaire qu'ils semblent exciter pour produire des convulsions se distinguant chez la grenouille de celles de la strychnine ; elles consistent en effet, dit-il, dans de l'emprosthotonos. Il n'observe aucune modification dans la forme de la contraction musculaire.

Chez l'homme, à la dose de 0,50 centigr. à 4 gr. il note des effets variés qu'il résume de la façon suivante : « gaieté, hyperesthésie des sens, inquiétude convulsive, exaltation de l'intelligence, insomnie, bizarrerie, diminution légère des battements du cœur, inappétence, urticaire prurique, spasmes de la vessie.

M. Dujardin-Beaumetz parlant de la noix de kola dit que par la caféine qu'elle contient, elle régularise les contractions du cœur dont elle accélère les battements, à la seconde phase de son action, comme la digitale, c'est un régulateur du pouls ; les pulsations deviennent plus amples et moins nombreuses.

MM. Heckel et Schlagdenhaufen avec la même noix de kola ont toujours trouvé du tétanos sur les grenouilles vertes qu'ils ont expérimentées.

Pour Dietl et Vintschgau, le café abrège dans une proportion assez marquée le temps de la réaction physiologique.

Paschkis et J. Pal dans des expériences faites sur la

grenouille rousse observent une augmentation de l'excitabilité puis de l'inexcitabilité et cela sous l'influence de trois substances qu'ils étudient : la caféine, la théobromine et la xanthine. Pour eux, en outre, la caféine est plus active que la théobromine, celle-ci plus que la xanthine.

Thomas J. Mays conclut que la théine détermine des accidents convulsifs chez les grenouilles tandis que la caféine n'en provoque pas.

Il nous reste maintenant à mentionner les diverses opinions émises sur une propriété de la caféine qui a fait dénommer les produits qui en contiennent : des aliments d'épargne.

Nous examinerons du reste et critiquerons en détail ces différentes opinions dans une autre partie de notre travail et nous verrons que cette notion est restée vague, et que les recherches faites sur ce sujet n'ont pas donné l'indication nette du ralentissement de la nutrition que l'on s'attendait à trouver.

Rabuteau, Eustratiades trouvent une diminution notable de l'urée.

Schutze (de Breslau) dit que la caféine ralentit l'excrétion de l'urée, diminue considérablement l'activité du travail nutritif et la modère comme un véritable aliment.

Pour Lehmann et Froehlich la caféine ralentit les mouvements de décomposition des éléments organiques.

Edward Smith arrive à cette conclusion que le thé entretient l'alimentation en même temps qu'il augmente les pertes.

Voit a vu chez les chiens que le café active les échanges.

Roux qui expérimente sur lui-même conclut que chez un sujet qui n'est pas habitué à l'usage du café, l'ingestion de cette liqueur augmente les matériaux solides de l'urine ; cette augmentation porte surtout sur l'urée et le chlore. Leur rapport moyen n'a pas changé. Si l'usage se prolonge, l'excrétion de l'urée et du chlore redevient normale.

D'après Binz la caféine serait le contraire d'un agent d'épargne.

Leven dit que le café diminue les déchets organiques, économise les tissus.

MM. Guimaraes et Raposo par des recherches sur des chiens, sur lesquelles nous reviendrons, arrivent à conclure qu'il y a surtout un mouvement de désassimilation.

Pour MM. Fubini et Ottolenghi il y a augmentation de l'urée. Pour Leblond, le café doit être rayé de la liste des agents anti-déperditeurs et modificateurs de la nutrition.

MM. Couty et d'Arsonval étudiant l'action du maté sur les gaz du sang trouvent que ceux-ci sont diminués dans de grandes proportions. Cette diminution portant sur l'acide carbonique et l'oxygène peut arriver parfois au tiers ou à la moitié des quantités normales. Mais ils arrivent à dire que cette action obscure comme mécanisme prouve la valeur nutritive de cet aliment.

MM. Couty, Guimaraes et Niobey ont répété pour le café les analyses du sang faites par MM. Couty et d'Arsonval pour le maté et ils sont arrivés aux conclusions suivantes : « Quelles qu'aient été les conditions de l'expérience, que le sang comparé fût artériel ou veineux, elle a toujours donné les mêmes résultats. L'urée et le sucre ont été augmentés, les gaz du sang sont diminués ».

Pour M. Dujardin-Beaumetz, la noix de kola est un anti-déperditeur diminuant les déchets organiques résultant des combustions des substances azotées (urée) en exerçant une action spéciale sur le système nerveux.

Tel est à peu près l'état de la question pour les différents points que nous voulons étudier. On le voit facilement, tout n'est que contradictions au sujet de l'action de la caféine sur le système nervo-moteur comme sur la fonction de circulation. Les uns veulent que l'action spécifique du poison se fasse sentir directement sur les muscles, les autres exclusivement sur le système nerveux. Pour les uns il y a accélération des battements du cœur, pour les autres ralentissement.

Il y a plus d'obscurité encore au sujet du mécanisme de l'action de la caféine sur la nutrition. Nous avons vu que la caféine est appelée aliment d'épargne, mais les expériences prouvent son action dénutritive. Comment concilier ces deux notions ?

Mais il est un point qui paraît avoir fort peu, nous dirions même pas du tout attiré l'attention des physiologistes ; c'est l'action de la caféine sur la respiration. Nulle part à peu près nous n'avons pu trouver d'indications précises. Il nous a semblé que c'était là une grosse lacune et que cette action de la caféine sur la fonction respiratoire pourrait peut-être nous donner de précieuses données pour arriver à l'explication des divers faits que nous avons publiés au début de cette étude.

Nous avons indiqué en effet au cours de cette introduction deux propriétés de la caféine qui nous semblaient
découler des faits recueillis jusqu'à présent :

1º *La caféine facilite grandement le travail musculaire
et permet de le continuer longtemps sans fatigue.*

2º *Elle peut suppléer pour un certain temps à l'alimentation, en maintenant intacte la vigueur musculaire.*

Nous étudierons successivement ces deux propriétés
et nous chercherons à en expliquer le mécanisme physiologique. Disons de suite que l'analyse nous conduira à
admettre que le mécanisme est le même dans les deux
cas.

Notre travail se divisera en cinq parties :

1º Action de la caféine sur la respiration et la circulation ;

2º Action sur le système nervo-musculaire ;

3º Action sur la nutrition ;

4º Indications de la caféine. Son mode d'emploi ;

5º Conclusions.

PREMIÈRE PARTIE

Action de la caféine sur la circulation et la respiration.

Il nous paraît utile pour préciser et faciliter l'exposé de notre analyse, de placer ici la description synthétique et systématique de l'action de la caféine sur l'homme à des doses diverses. Nous composerons ce tableau avec des traits empruntés soit à nos observations personnelles, soit à celles de nos devanciers. Dans ce dernier cas nous indiquerons nos références.

Considérons d'abord le cas où nous nous sommes placé pour celles de nos expériences que nous avons faites sur l'homme; voyons ce qui se passe chez un individu sain qui prend 30 centigrammes de caféine après son repas.

Très peu de temps après l'ingestion, au bout d'un quart d'heure environ, le sujet se sent envahir par un trouble cérébral léger, comme une pointe d'ivresse. Il éprouve bientôt un peu de vertige, de l'hésitation de la parole, ses mouvements sont moins assurés. Il se sent mal à l'aise, souvent anxieux. Quelquefois on observe des nausées. L'effort est pénible, la fatigue vient vite avec tout son cortège de troubles circulatoires et respiratoires. Cet état de malaise commence à s'apaiser au bout de trois quarts d'heure à une heure, et deux heures environ après l'ingestion, on entre dans une phase toute différente.

L'état d'abattement a fait place peu à peu à un sentiment de bien-être général. Le sujet se sent gai et léger. Il parle avec volubilité, rit au moindre propos. Un besoin de mouvement le fait se promener, gesticuler. Il sent parfois des soubresauts des tendons, des frémissements musculaires. S'il marche, s'il court, il éprouve une facilité extrême à ces exercices, il lui semble qu'il ne pèse plus sur le sol. Cet état de bien-être dure plusieurs heures, puis vient la dernière phase, où l'action du poison épuisée, l'organisme, par réaction retombe dans une dépression sans troubles, s'il n'est pas intervenu d'action perturbatrice. Le retour à l'état normal s'effectue sans peine par le repos et le sommeil.

Ces trois phases que nous décrivons d'après les expériences faites sur nos amis et nous-même, nous les retrouvons sans peine dans les descriptions des autres observateurs, lorsqu'ils ont opéré comme nous à la dose physiologique.

Lorsque la dose est augmentée, tous les phénomènes observés pendant la première phase que nous avons décrite se retrouvent, mais avec plus d'intensité.

C'est ainsi, par exemple, qu'après avoir absorbé un jour, une heure environ après le déjeuner, 0,50 centigrammes de caféine en une seule fois, nous avons pu remarquer les signes suivants que nous relatons tels que nous les avons notés sur le moment.

Au bout d'une demi-heure j'éprouve une grande lourdeur de tête. Si je veux me lever, je sens un peu de faiblesse dans les jambes qui me paraissent plus lourdes que d'habitude. Je veux écrire une lettre et ne sais absolument pas comment exprimer ce que je veux dire. J'ai un sentiment de vide cérébral analogue à celui que j'ai éprouvé après une grande fatigue, une nuit blanche, par exemple. Je ne puis m'attacher à rien et c'est à peine si je puis écrire une page de ma lettre. Je suis obligé de me reposer à chaque instant et de réfléchir longuement pour écrire des choses très simples. En même temps j'éprouve une certaine somnolence. J'observe un léger tremblement des mains. Je transpire abondamment et j'éprouve de plus en plus la lourdeur de tête et les sensations de vide cérébral extrêmement pénible. Quelques nausées.

Trois quarts d'heure après l'absorption, mon pouls qui me donnait avant 84 pulsations à la minute ne m'en donne plus que 63. Il est plein, régulier, fort et bondissant.

Je reste dans le même état environ une heure et demie, mon pouls est descendu pendant cet intervalle à 58 pulsations par minute.

Deux heures après l'absorption, le pouls devient moins fort et remonte à 77 pulsations.

Enfin, trois heures après, je suis remis bien qu'il me reste un peu de lourdeur de tête et de céphalalgie. Mon pouls est à 76.

En comparant cette observation à celles que nous voyons relatées par les auteurs qui nous ont précédé et en particulier par Leblond, nous voyons bien que l'action de la caféine à cette dose est toujours à peu près identique, et qu'il n'y a jamais qu'une différence de degré.

M. A. Fort, a observé également les mêmes phénomènes après l'absorption en 24 heures de 250 grammes de café infusé dans un litre d'eau bouillante.

Il observe des crampes douloureuses dans les cuisses, les jambes, les pieds, les parois thoraciques.

Les premières recherches que nous avons entreprises nous ont démontré que la caféine facilite le travail musculaire violent par un mécanisme que nous sommes, croyons-nous, les premiers à indiquer et qui doit jouer un rôle prépondérant dans la genèse du sentiment du bien-être que produit la caféine. Tout le monde sait en effet combien après un travail forcé, une course, l'ascension d'un escalier, par exemple, on se trouve impressionné par une anhélation extrêmement pénible, voisine de l'angoisse et aussi par des palpitations.

Il est d'observation courante que le nombre des mouvements respiratoires ainsi que celui des battements du cœur augmentent avec la quantité du travail produit. Or, nous pouvons d'après nos recherches, poser la conclusion suivante :

La caféine empêche l'essoufflement et les palpitations consécutives à un travail violent.

Les expériences qui nous ont démontré ce fait capital ont été faites sur l'homme. Plusieurs de nos amis que nous sommes heureux de pouvoir remercier vivement ici, ont bien voulu se prêter à ces expériences. Tous étaient des jeunes gens de 21 à 24 ans sans tare cardiaque ni pulmonaire, non entraînés à des exercices violents, mais se trouvant dans des conditions physiologiques normales. Quelques-uns néanmoins présentaient un certain degré d'anémie, ce qui ne fait que rendre nos résultats plus concluants.

Nous avons employé la méthode graphique qui nous permettait d'apprécier sûrement non seulement les changements de rythme, mais encore les changements de forme que présentaient la respiration et le pouls au cours de nos expériences. Les tracés étaient pris pour la respiration au moyen du pneumographe de Marcy, pour la circulation au moyen d'un explorateur à deux tambours conjugués placés sur les carotides. A l'aide de cet appareil, nous pouvions recueillir dans un même tracé la somme des pulsations explorées par les deux tambours. Nous prenions en même temps les graphiques du pouls et de la respiration. Quelques-uns de ces tracés sont publiés dans le cours de notre étude.

Le type de travail que nous avons choisi a été la course. C'est en effet un travail qui amène très rapidement les troubles circulatoires et respiratoires que nous voulions étudier, et il est facile, en outre, de mesurer avec une approximation suffisante, l'intensité et la quantité du travail produit, en tenant compte de l'espace parcouru et du temps employé à le parcourir.

Les expériences ont été faites sur le terrain de la Société de Longue Paume, au Luxembourg. Nous avions mesuré la longueur de la piste à parcourir, c'est-à-dire 200 mètres. Il était facile de faire varier l'étendue de la course, en augmentant ou en diminuant le nombre des tours de piste à effectuer. Nous notions également le temps employé à les parcourir et c'est ainsi que nous avons pu obtenir une vitesse moyenne de 200 mètres par minute. Nous avions fixé pour chaque individu un parcours constant, d'une longueur telle, qu'après l'avoir franchi, le sujet non caféiné commençât à être incommodé par les troubles circulatoires et respiratoires consécutifs.

Nous prenions d'abord un premier tracé avant la course, le 2e tracé était pris d'une façon régulière et constante une minute après la course, ce temps étant nécessaire pour disposer les appareils. La durée d'inscription a été toujours de dix secondes. Le peu d'étendue de la circonférence du cylindre enregistreur ne nous permettait pas en effet un plus long intervalle, et nous avons dû nous en contenter à cause de la difficulté de transporter de plus grands appareils enregistreurs. L'action que nous avons observée était d'ailleurs suffisamment nette pour que nous ne croyions pas avoir eu là une cause d'erreur.

Dans quelques-unes de nos expériences nous avions recherché également les modifications de la pression sanguine à l'aide du sphygmomanomètre de Basch. Nous avons dû y renoncer à cause des résultats tout à fait incertains obtenus dans nos premières expériences.

Il eût été en outre nécessaire de les contrôler par des expériences que nous n'avons pu faire sur les animaux. Nous indiquerons cependant dans les procès-verbaux de nos expériences les chiffres que nous avons obtenus, mais sans vouloir en tirer de conclusions précises.

Nous avons donc, en suivant toujours la marche que nous venons d'indiquer, fait une première série d'expé-

riences sans absorption de caféine. Cette série était nécessaire pour établir les variations individuelles. Puis
nous avons répété ces expériences conduites toujours
de la même manière, mais après l'absorption d'une certaine quantité de caféine.

Celle-ci était administrée à la dose de 0 gr. 25 centigr.
dans une tasse d'infusion de café, ce qui porte la dose à
0 gr. 30 centigrammes.

Nous n'avons pas cru devoir supprimer la dose quotidienne de café prise par chacun de nous après le déjeuner. Il nous a semblé qu'un homme habitué depuis longtemps à prendre chaque jour sa tasse de café se trouvait
dans des conditions plus normales lorsqu'on ne touche
pas à cette habitude, que si on lui supprime tout à coup
son excitant. On sait que cette privation amène souvent des troubles. Nous nous sommes d'ailleurs assuré,
par une série particulière d'expériences, que cette tasse
de café ne jouait pas un rôle considérable sur les fonctions que nous avons étudiées.

Les expériences commençaient deux heures après
l'absorption de caféine. Nous avons vu en effet dans la
description que nous avons faite des phases d'action de
la caféine à doses modérées, que c'était bien le temps à
peu près nécessaire à la substance pour établir son action
régulatrice, c'est-à-dire pour arriver à la deuxième
phase.

Les conditions de nos expériences ainsi posées, nous
avons observé l'action de la caféine sur six sujets différents.

Les résultats que nous avons obtenus ont varié seulement dans leur intensité, mais le sens en a toujours été constant. On peut le voir facilement en se reportant aux procès-verbaux détaillés que nous donnons plus loin.

Tout d'abord, si l'on compare deux tracés pris sur un même individu, mais l'un sans caféine et l'autre après absorption de la substance, on remarque de suite une différence très grande même en ne considérant que les changements de forme produits soit dans le graphique du pouls, soit dans celui de la respiration. Tandis, par exemple, que dans le premier cas, le pouls, après les courses, est rapide, avec une ligne d'ascension élevée et brusque suivie d'une descente également assez rapide et courte ; dans le second cas, après absorption de la caféine, la ligne d'ascension est moins élevée et surtout la ligne de descente est plus allongée et moins brusque.

Pour la respiration, nous avons aussi dans le premier cas, une ligne d'ascension brusque, le sommet de la courbe est extrêmement court, le raccordement des deux parties de cette courbe présente un angle brusque ; c'est-à-dire que l'expiration est vite suivie de l'inspiration. Cela indique bien l'essoufflement. Dans le second cas, au contraire, la courbe tend évidemment à se rapprocher de celle de la respiration normale. La ligne d'ascension beaucoup plus allongée est suivie d'un sommet presqu'en plateau et de ce plateau part une ligne de descente beaucoup moins brusque et beaucoup plus inclinée sur la ligne d'ascension. Les sommets sont arrondis et l'on n'observe pas ces cassures que nous signalions dans l'autre cas.

Ce sont là des faits bien nets et qui acquièrent encore une plus grande valeur si nous comparons nos tracés pris

EXPÉRIENCE DU 26 OCTOBRE. La...

Tracés de la respiration sans caféine.

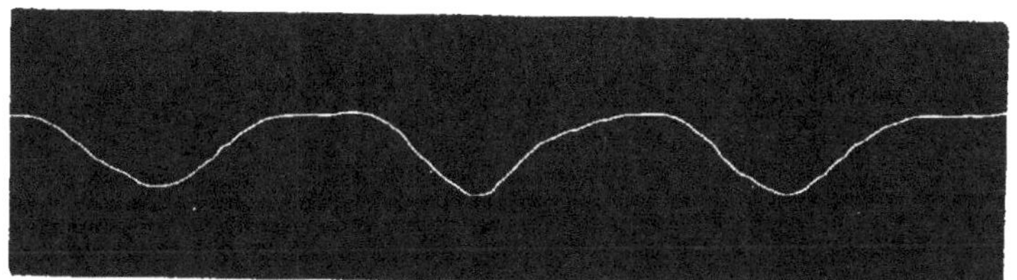

Au repos.

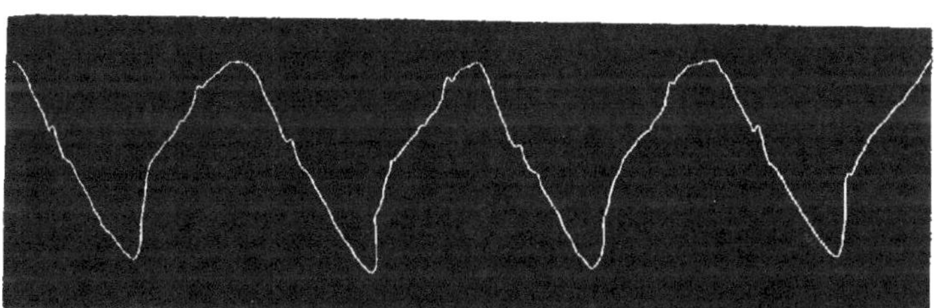

Après la première course.

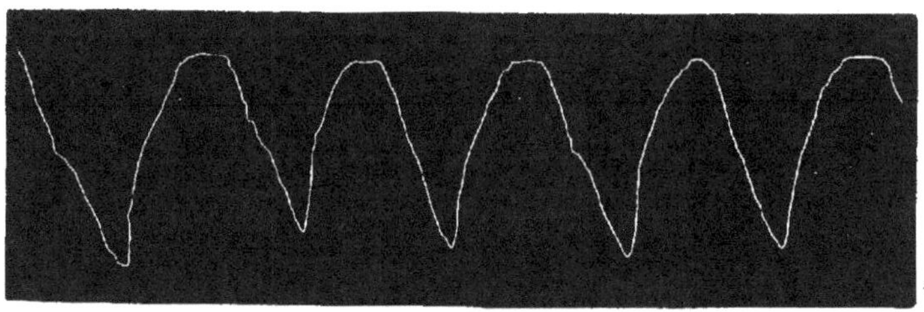

Après la deuxième course.

EXPÉRIENCE DU 27 OCTOBRE. La...

Tracés de la respiration avec caféine.

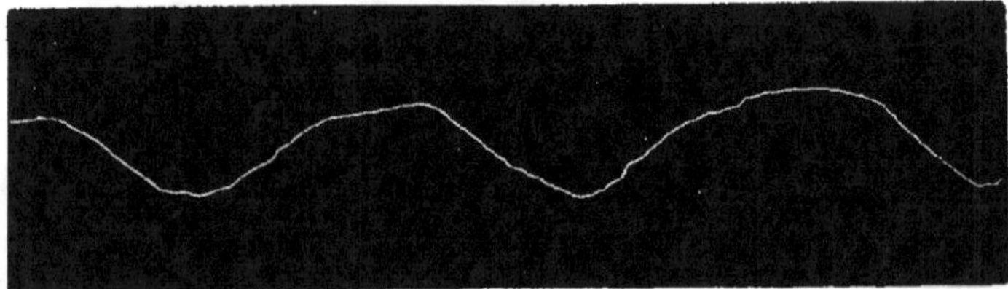

Au repos.

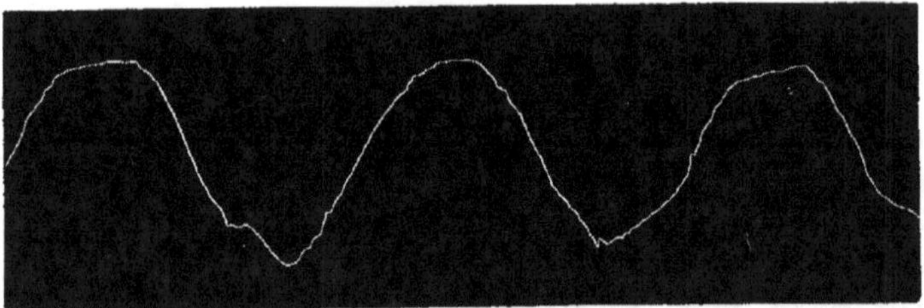

Après la première course.

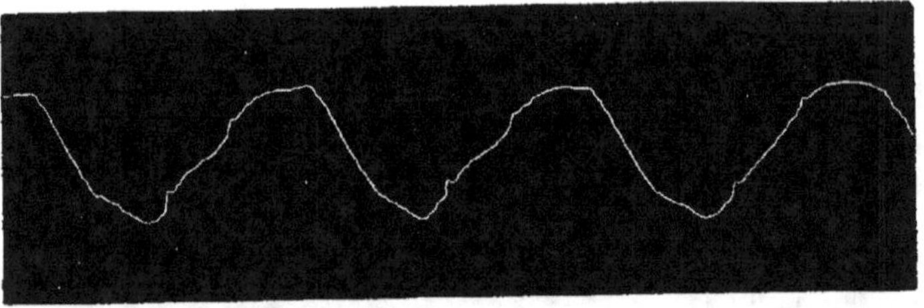

Après la seconde course.

EXPÉRIENCE DU 12 NOVEMBRE. P....

Tracés du pouls et de la respiration sans caféine.

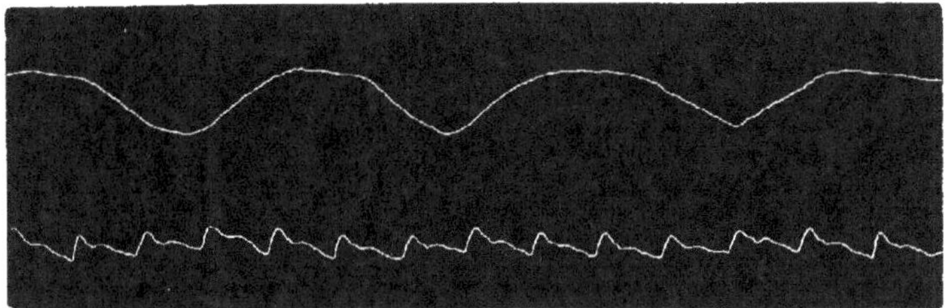

Au repos.

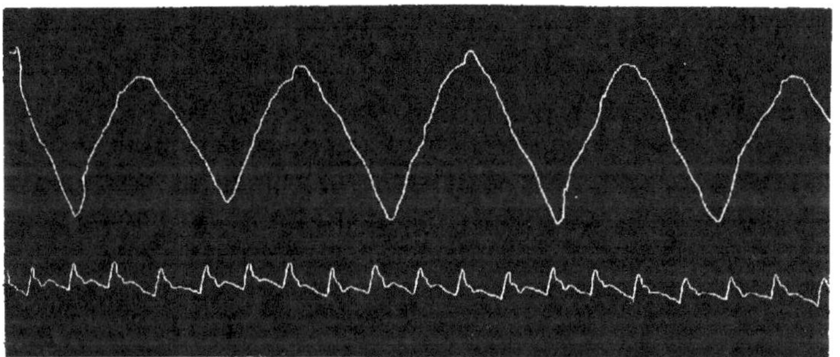

Après la première course.

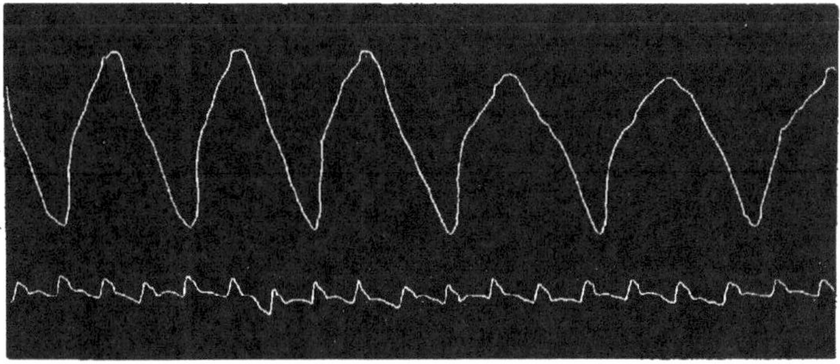

Après la seconde.

EXPÉRIENCE DU 13 NOVEMBRE. P...

Tracés du pouls et de la respiration avec caféine.

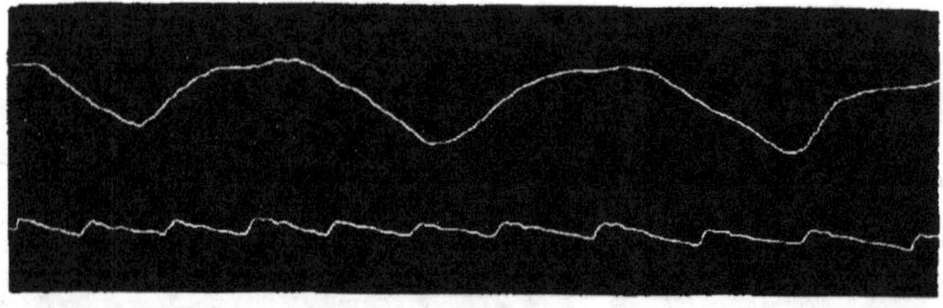

Au repos.

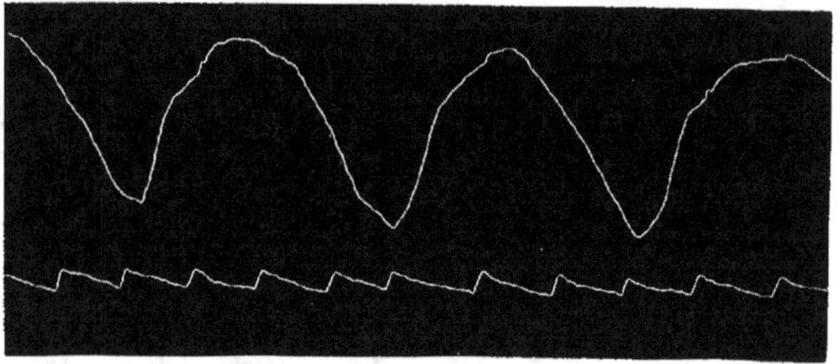

Après la première course.

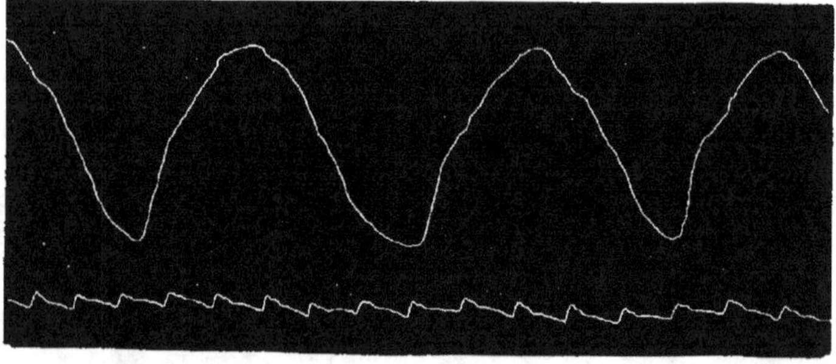

Après la deuxième course.

sur des sujets caféinés à ceux qu'on obtient sur des sujets entraînés. Il est facile de se convaincre en effet que les modifications produites sont analogues à celles observées sous l'influence de l'entraînement.

Mais ce n'est pas tout, et si nous en arrivons à comparer les chiffres obtenus dans nos différentes expériences, nous allons voir bien vite que les mêmes modifications se reproduisent.

Dans une première série d'expériences (exp. A, B, C), faites sur des sujets non caféinés, et destinées à savoir si, pour un même individu, une même course produit toujours les mêmes variations, nous obtenons presque toujours les chiffres suivants : Avant la course le pouls qui varie de 66 à 70 pulsations par minute monte, après une première course, à 90 ou 115, et après une deuxième il varie de 120 à 126. Il est intéressant de rapprocher ce chiffre de ceux indiqués par M. Marey dans son livre intitulé « La circulation du sang à l'état physiologique et dans les maladies (éd. 1881, page 342.) Tandis qu'il trouve en effet 68 pulsations à la minute pendant le repos, il en compte 117 après une course. De même y a-t-il intérêt à remarquer la constance au chiffre de 120 pulsations pour tous nos sujets lorsque la fatigue est survenue.

Pour la respiration, le nombre des mouvements respiratoires qui oscille entre 20 et 24 avant une course monte à 36 ou 40 après une première course et va même à 48 par minute après une deuxième.

Si au contraire nous examinons les autres expériences (exp. D, F, H, J) faites sur les mêmes sujets, après l'absorption de 0,25 centrigrammes de caféine, nous voyons que le pouls qui variait de 60 à 66 pulsations avant la course reste presque stationnaire et ne s'accélère presque pas après la première course pour monter seulement à 78 ou 90 après la deuxième. Nous devons faire remarquer néanmoins que chez quelques-uns l'accélération a été plus considérable. Il faut tenir compte ici des variations individuelles, et aussi comme dans l'expérience D, tenir compte du fait que nous ne connaissions pas bien au moment où elle fut faite, que l'action régulatrice de la caféine ne se montre que deux heures ou deux heures et demie après l'absorption. Pendant les heures qui précèdent, la caféine aurait plutôt une action perturbatrice.

Si maintenant nous examinons le nombre par minute des mouvements respiratoires, nous voyons de suite que, pour tous nos sujets il n'a varié que de 24, chiffre obtenu à l'état de repos, à 30 chiffre obtenu après la deuxième course. Pour quelques-uns même le nombre des respirations est resté stationnaire après les courses.

Examinons encore d'une façon plus particulière nos résultats et pour cela prenons, par exemple, un sujet seulement. L'un de nous, L... dans l'expérience C faite sans caféine nous donne les résultats suivants : Le pouls de 78 pulsations à la minute monte à 114 après la première course et à 126 après la deuxième. Les mouvements respiratoires d'abord au nombre de 18 s'accélèrent vite et donnent le chiffre de 24 après la première course et de 30 après la deuxième. Le même L... dans l'expérience D, après absorption de 0,25 centigr. de caféine commence à courir seulement pendant la deuxième phase de l'action de la

substance et nous obtenons pour le pouls les chiffres suivants : au repos 66 pulsations; après la première course
66 pulsations; après la deuxième 90. Pour la respiration :
au repos et après chacune des courses le nombre des
mouvements respiratoires reste à 24 par minute.

Ces chiffres sont assez éloquents par eux-mêmes et il
est à peine utile d'insister. Disons seulement que l'état
subjectif du coureur était naturellement en raison directe
de son état physiologique. Lorsqu'ils avaient pris de la
caféine, tous nos amis nous ont affirmé ne ressentir en
aucune façon cette oppression si connue et si pénible que
nous avons indiquée autre part et qu'ils avaient éprouvée
la veille après avoir effectué la même course, mais sans
avoir pris de caféine. L'un d'eux a même pu se livrer un
jour où il avait pris 0,25 centigr. de caféine à un exercice
violent sans éprouver aucune fatigue. Il a joué à la
paume pendant deux heures avec plus de précision,
disait-il, que d'habitude, et après cet exercice il consta-
tait au contraire l'état de bien-être que nous avons indiqué et qui, du reste, avait été constaté par différents
auteurs.

La conclusion que nous avons posée, c'est-à-dire que
la caféine empêche l'essoufflement et les palpitations
consécutifs à un travail violent est donc parfaitement
légitime. Nous pourrions la formuler de la façon suivante : la caféine met un homme non entraîné dans les
conditions d'un homme entraîné; elle lui communique
pour ainsi dire instantanément l'entraînement qui lui
manquait. Chez un homme entraîné, elle ajoute son
action à celle de l'entraînement.

Nous n'avons pas entrepris la série des recherches spéciales qui eût été nécessaire pour expliquer le mécanisme intime de cette action spéciale de la caféine. Il est extrêmement vraisemblable que c'est essentiellement par une modification des fonctions bulbaires que le poison s'oppose à l'essoufflement. Mais quelle est cette modification? La question reste à étudier.

Quant à la résistance que le cœur présente à l'accélération de travail, sans avoir la prétention d'en donner une théorie physiologique complète, nous la rattacherons à l'action vaso-tonique de la caféine. Si nous examinons les tracés carotidiens de nos sujets après une course sans caféine, nous constatons les signes sphygmographiques d'une basse pression sanguine (ascension brusque et considérable suivie d'une descente rapide). Le pouls a conservé, au contraire, chez les sujets caféinés, les caractères de la pression normale, tant que le rythme du cœur ne s'est point trop accéléré. Dans quelques expériences, nous avons interrogé la pression dans la radiale au moyen du sphygmomanomètre de Basch.

Nous n'attachons pas, avons-nous déjà dit, grande importance aux renseignements que nous a fournis ici cet instrument. Trop de causes d'erreur peuvent, en effet, fausser les indications. Pourtant les phénomènes observés dans l'expérience VII nous paraissent valoir la peine d'être signalés. Nous avons eu là, en effet, une chute de pression considérable qui dépasse probablement de beaucoup la limite de l'erreur d'observation; chute qui était en rapport avec une accélération considérable du pouls. C'est d'ailleurs une loi physiologique connue, que le fait même de l'abaissement de pression produit une accélération du rythme du cœur, tandis que l'augmentation de la pression le ralentit. Nous émettons donc l'hypothèse suivante, sous toute réserve : l'accélération des battements du cœur chez le sujet qui se fatigue est consécutive à une baisse de la pression sanguine. La caféine maintient la pression sanguine à son niveau normal et empêche ainsi l'accélération.

Faisons suivre cet exposé des procès-verbaux détaillés de nos différentes expériences.

Expérience A. — Effectuée le 24 octobre. Commence deux heures après le déjeuner. Pas de caféine.

I. P... Avant la course : Puls. 60. Resp. 18. Press. 15 centimètres de mercure.

Course de 600 mètres avec une vitesse de 100 mètres en 26 secondes : Puls. 114. Respir. 24. Press. 20 centim.

II. L... Avant la course : Puls. 66. Resp. 18. Press. 18 cent.

Course de 400 mètres à la vitesse de 100 mètres en 30 secondes : Puls. 102. Resp. 24. Press. 20 centim.

III. K... Avant la course : Puls. 66. Resp. 18. Press. 13 centim.

Course de 600 mètres à la vitesse de 100 mètres en 25 secondes : Puls 90. Resp. 24. Press. 15 centim.

Après un repos de neuf minutes, nouvelle course de 600 mètres à la vitesse de 100 m. en 27 secondes, 5. Puls 108. Resp. 24. Press. 16 centim.

IV. La... Avant la course : Puls. 48. Resp. 24. Pres. 18 cent.

Course de 800 mètres avec vitesse de 100 m. en 37 secondes. Puls. 70. Resp. 30. Pres. 19 centim.

Expérience B. — Le 25 octobre une heure après le déjeuner. Pas de caféine.

V. K... Avant la course : Puls. 78. Resp. 18. Press. 13.

Course de 1000 mètres à la vitesse ordinaire. Puls. 114. Resp. 36. Press. 14.

VI. L... Avant la course : Puls. 60. Resp. 24. Press. 16.

Course de 800 mètres à la vitesse ordinaire. Puls. 90. Resp. 48. Press. 16.

Expérience C. — Le 26 octobre. Deux heures 1/2 après le déjeuner. Pas de caféine.

VII. P... Avant la course : Puls. 90. Resp. 24. Press. 15.

Course de 600 mètres. Vitesse 100 m. en 29 s. Puls. 126. Resp. 32. Press. 18.

Après un repos de dix minutes. Course de 600 m. Vitesse 100 mètres en 27 sec. Puls. 126. Resp. 48. Press. 15.

Une minute après, la pression prise à nouveau tombait à 12 centimètres de mercure. Ces deux courses successives avaient été, du reste, très fatigantes pour le sujet légèrement anémique et la deuxième n'avait été faite que très difficilement.

VIII. Là... Avant la course: Puls. 60. Resp. 24. Press. 17.

Course de 600 mètres. Vit. 100 m. en 25 sec. Puls. 96. Resp. 30. Press. 18.

Repos de dix minutes. Course de 400 mètres seulement à cause de la fatigue. Vitesse 100 m. en 24 s. Puls 120. Resp. 48. Press. 18.

IX. L... Avant la course : Puls. 78. Resp. 18. Press. 15.

Course de 400 mètres. Vit. 100 m. en 30 s. Puls. 114. Resp. 24. Press. 16.

Repos de dix minutes. Course de 400 mètres à la même vitesse. Puls. 126. Resp. 30. Press. 16.

Après cette dernière course, fatigue prononcée, quelques douleurs au niveau des muscles postérieurs de la jambe.

Après un repos d'un jour nous instituons les expériences après l'absorption de 0,25 centigr. de caféine.

Expérience D. — Le premier d'entre nous commence la

course une heure seulement après l'absorption de la substance.

X. L... Avant la course : Puls. 66. Resp. 18. Press. 17.

Course de 400 mètres. Vitesse 100 mètres en 30 secondes. Puls. 96. Resp. 24. Press. 20.

Course de 400 mètres. Vitesse 100 mètres en 28 secondes. Puls. 120. Resp. 24. Press. 18.

Très grande fatigue. Légère transpiration.

XI. K... Avant la course : Puls. 78. Resp. 24. Press. 13.

Course de 600 mètres. Vitesse 100 mètres en 24 secondes. Puls. 102. Resp. 24. Press. 13.

Nous observons une grande excitation qui se manifeste par un rire convulsif et une impossibilité de rester en place.

Nouvelle course de 600 mètres avec vitesse 100 mètres en 25 secondes. Puls. 114. Resp. 30. Press. 14.

XII. P... Présente les phénomènes que nous avons notés au moment de la première phase de l'action de la caféine, c'est-à-dire un état nauséeux tout particulier, il éprouve une lassitude mal définie et de la lourdeur de tête. Nous faisons cependant l'expérience qui commence 1 heure 1/2 après l'absorption de la caféine.

Avant la course : Puls. 96. Resp. 24. Press. 18.

Course de 600 mètres. Vitesse 100 mètres en 27 secondes. Puls. 126. Resp. 30. Press. 18.

Fatigue énorme. Il ne peut plus recommencer.

Cette expérience nous fait penser qu'il ne s'est pas écoulé un assez longtemps entre l'absorption de la caféine et la course. Nous attendons donc une demi-heure avant de faire la dernière, c'est-à-dire le moment où le dernier sujet se trouve débarrassé des phénomènes de la première phase.

XIII. La... Avant la course : Puls. 66. Resp. 24. Press. 12.

Course de 600 mètres. Vitesse 100 mètres en 30 secondes. Puls. 66. Resp. 24. Press. 13.

Course de 600 mètres faite très facilement et à la même vitesse. Puls. 90. Resp. 24. Press. 13.

Aucune fatigue. Bien-être complet.

Expérience E. — 29 octobre. Pas de caféine. Commence deux heures et demie après le déjeuner.

XIV. K... Avant la course : Puls. 84. Resp. 24. Press. 12.

Course de 600 mètres avec vitesse 100 mètres en 25 secondes. Puls. 120. Resp. 30. Press. 16.

Course de 600 mètres même vitesse. Puls. 126. Resp. 36. Press. 16.

XV. L... Avant la course : Puls. 84. Resp. 18. Press. 16.

Course de 400 mètres. Vitesse 100 mètres en 27 secondes, 5. Puls. 114. Resp. 30. Press. 20.

Course de 400 mètres avec même vitesse. Puls. 126. Resp. 36. Press. 21.

Grande fatigue et douleurs plus accentuées dans les muscles postérieurs des jambes.

XVI. P... Avant la course : Puls. 90. Resp. 24. Press. 16.

Course de 600 mètres. Vitesse 100 mètres en 28 secondes. Puls. 132. Resp. 36. Press. 17.

Ne peut continuer.

XVII. La... Avant la course : Puls. 60. Resp. 18. Press. 16.

Course de 600 mètres. Vitesse 100 mètres en 30 secondes. Puls. 78. Resp. 36. Press. 12.

Course de 600 mètres. Vitesse 100 mètres en 27 secondes 5. Puls. 96. Resp. 30. Press. 12.

Expérience F. — Le 30 octobre. Absorption de 0,25 centigr. de caféine après le déjeuner. Nous attendons pour commencer les courses deux heures 1/2, mais les expériences précédentes ayant beaucoup fatigué deux d'entre nous, nous ne pouvons agir que sur les deux autres.

XVIII. La... Avant la course : Puls. 66. Resp. 18. Press. 13.

600 mètres avec vitesse 100 mètres en 30 secondes. Puls. 72. Resp. 18. Press. 14.

600 mètres après repos toujours le même pour tous, avec vitesse 100 mètres en 30 secondes. Puls. 72. Resp. 18. Press. 14.

XIX. L... Avant la course : Puls. 78. Resp. 18. Press. 16.

400 mètres avec vitesse 100 mètres en 29 secondes. Puls. 90. Resp. 24. Press. 15.

400 mètres avec même vitesse. Puls. 108. Resp. 30. Press. 16.

EXPÉRIENCE G. — 12 novembre. Pas de caféine. Deux heures après le déjeuner.

XX. La... Avant la course : Puls. 72. Resp. 18.

600 mètres. Vitesse 100 mètres en 29 secondes. Puls. 78. Resp. 30.

600 mètres. Vitesse 100 mètres en 29 secondes. Puls. 90. Resp. 42.

XXI. P... Avant la course : Puls. 114. Resp. 24.

400 mètres. Vitesse 100 mètres en 27 secondes. Puls. 120. Resp. 36.

400 mètres même vitesse. Puls. 120. Resp. 42.

XXII. Po... Avant la course : Puls. 90. Resp. 24.

800 mètres. Vitesse 100 mètres en 33 secondes. Puls. 120. Resp. 30.

800 mètres, même vitesse. Puls. 126. Resp. 36.

EXPÉRIENCE H. — 13 novembre. Absorption de 0,25 centigr. de caféine 1 heure 1/2 après le déjeuner. Nous attendons deux heures 1/2 avant de prendre les tracés.

XXIII. P... Avant la course : Puls. 84. Resp. 24.

Course de 400 mètres. Vitesse 100 mètres en 27 secondes. Puls. 84. Resp. 24.

400 mètres, même vitesse. Puls. 114. Resp. 24.

XXIV. Po... Avant la course : Puls. 84. Resp. 24.

800 mètres. Vitesse 100 mètres en 32 secondes. Puls. 120. Resp. 24.

800 mètres. Vitesse 100 mètres en 30 secondes. Puls. 120. Resp. 24.

Il faut remarquer que les deux courses ont été faites à une vitesse plus grande. Notre ami nous a affirmé avoir eu parfaitement l'impression de l'accélération nulle de sa respiration.

XXV. La... Avant la course : Puls. 60. Resp. 18.

Course de 600 m. Vitesse 100 m. en 31 sec. Puls. 60. Resp. 18.

Course de 600 m. même vitesse. Puls. 78. Resp. 18.

EXPÉRIENCE I. — 13 novembre. Pas de caféine. Deux heures après le repas.

XXVI. M... Avant la course : Puls. 96. Resp. 30.

Course de 600 m. Vit. 100 m. en 32 sec. Puls. 120. Resp. 42.

600 m. même vitesse. Puls. 132. Resp. 36.

EXPÉRIENCE J. — 14 novembre. 0,25 centigr. de caféine le matin à jeun. On attend deux heures et demie.

XXVII. K... Avant la course : Puls. 60. Resp. 24.

600 m. Vit. 100 m. en 30 sec. Puls. 66. Resp. 24.

Aucune fatigue, aucun essoufflement n'étant observés, seconde course de 1000 mèt. même vitesse. Puls. 78. Resp. 24.

On n'observe qu'une très légère transpiration. Notons en outre que pendant la journée qui avait précédé notre expérience, notre ami s'était beaucoup fatigué, et qu'il n'avait dormi que six heures.

EXPÉRIENCE K. — 14 novembre. L'un de nous prend 0,25 centigr. de caféine à la fin de son repas, dans une tasse de café. Il absorbe ensuite un verre de chartreuse. L'expérience commence deux heures 1/2 après l'ingestion.

XXVIII. M°... Avant la course : Puls. 78. Resp. 30.

600 m. avec vitesse de 100 m. en 30 sec. Puls. 114. Resp. 30.

600 m. même vitesse. Puls. 132. Resp. 33.

Transpiration abondante. Nous avions institué cette expérience pour vérifier l'influence de l'alcool sur un sujet caféiné. Nous avions observé en effet plusieurs fois que la moindre quantité d'alcool prise au moment où l'on se trouve sous l'action de la caféine déterminait vite des troubles et même une légère ivresse.

Plusieurs de nos amis avaient constaté le fait. Notons enfin
que le même sujet ayant absorbé une nouvelle quantité d'alcool,
il observe dans la soirée et la nuit une éruption d'urticaire très
abondante. Nous n'avons pu du reste vérifier ce dernier fait.
Ces troubles, que nous croyons pouvoir attribuer à l'alcool, ont
été du reste vite dissipés et notre ami nous a dit avoir pu faire
plus facilement que d'habitude une course longue dans la
soirée.

Il nous paraît intéressant de faire suivre cette série
d'expériences de l'observation d'une malade à laquelle a
été administrée de la caféine pour des troubles respiratoires. Nous l'avons crue assez concluante.

Mlle I. G..., âgée de 16 ans, était atteinte depuis plusieurs jours
d'influenza. La maladie affecta d'abord la forme ordinaire.
Accès de fièvre avec frissons et température élevée variant de
39° à 40°, douleurs intenses dans les membres, la région lombaire
et la région sus-orbitaire. Quatre jours après un peu de bron-
chite et de congestion pulmonaire se manifestent. Mais bientôt
surviennent des vomissements, des épistaxis et surtout la respiration prend on ne peut plus nettement le rythme de Cheyne-
Stokes. La température malgré l'administration quotidienne de
0,50 centigr. de sulfate de quinine était restée constamment au-
dessus de 38°,5. L'auscultation du poumon et la percussion ne
révélaient rien de plus que les jours précédents. Le pouls est
très régulier mais fréquent, l'auscultation du cœur ne donne
rien d'anormal. Rien dans les urines, ni albumine, ni sucre.
Enfin adynamie assez prononcée. La caféine est alors administrée, tout d'abord sous forme d'une injection d'une solution
dans du benzoate de soude et à la dose de 0,40 centigr. La
douleur provoquée par cette injection fait renoncer à ce mode
d'emploi et on prescrit deux jours après la caféine par la voie
stomacale d'abord en potion puis en pilules et à la dose de 0,75

P.   4

centigr. dans les vingt-quatre heures. Le lendemain grande
amélioration. La respiration sans être redevenue normale tend à
se régulariser, les vomissements cessent. Cependant les signes
stéthoscopiques restent les mêmes et la température abaissée à
38° le matin monte encore le soir à 39°,5. Le pouls est régulier
et fort comme toujours. On continue l'usage de la caféine pendant les jours qui suivent et tous les phénomènes s'amendent
dès le deuxième jour pour disparaître complètement au bout
du sixième. Seule la température a continué à être plus élevée
le soir 39°-39°,5, bien que le matin on n'ait jamais observé plus
de 37°,5.

Douze jours après la malade était en pleine convalescence,
mais se plaignait encore beaucoup des douleurs provoquées par
le moindre frôlement au niveau de la région où avait été faite
l'injection de la solution de caféine.

DEUXIÈME PARTIE

Action de la caféine sur le système nervo-musculaire.

Nous venons de voir comment par son action sur la respiration et la circulation la caféine pouvait faciliter le travail musculaire. Il est une autre propriété que nous allons étudier maintenant ; celle d'augmenter l'activité du système nerveux moteur tant médullaire que cérébral. Des recherches longues et précises nous ont permis en effet de bien poser cette conclusion.

Nous avons pu voir dans notre historique que les premiers observateurs qui expérimentaient seulement sur l'homme étaient d'accord pour conclure à une excitation nerveuse. Mais au moment où on commence à se servir de la méthode graphique et où les physiologistes veulent entrer plus avant dans l'analyse des phénomènes, l'incertitude apparaît et les contradictions abondent. Ils opéraient en effet sur des grenouilles, et les uns trouvaient une action musculaire directe, tandis que les autres concluaient à une action nerveuse de la caféine. Cette différence tenait à ceci, que les grenouilles employées dans les expériences de myographie présentent sous l'influence de la caféine des réactions inconciliables, en apparence du moins. La grenouille rousse employée le plus fréquemment ne se comporte par comme la grenouille verte.

Déjà Vulpian, en 1864, avait signalé cette différence entre les deux espèces de grenouilles au point de vue de la réaction à différentes substances toxiques, mais c'est surtout Schmiedeberg qui, en 1874, frappé des divergences d'opinions des physiologistes expérimentant la caféine, reprend toutes les expériences. Il démontre que si les résultats sont différents c'est que les uns ont employé pour leurs recherches des grenouilles rousses (*Rana temporaria*), les autres des grenouilles vertes (*Rana esculenta*). Les conclusions auxquelles il arrive sont celles ci :

1° Sur les grenouilles rousses, la caféine produit uniquement des altérations musculaires, sans la moindre trace de tétanos. Ces altérations commencent au point d'application de la substance et ne s'étendent que très lentement et progressivement sur les organes plus éloignés qui peuvent encore être absolument intacts, tandis que les muscles d'abord touchés paraissent complètement raides et contractés et sont devenus partiellement ou totalement inexcitables.

Une portion d'un muscle peut être tout à fait morte et une autre excitable à un haut degré.

2° Chez la grenouille verte, au contraire, on constate un tétanos réflexe très violent et très persistant, surtout au début de l'intoxication avec des doses faibles, sans qu'on constate la moindre raideur des muscles. Ce n'est que plus tard, au deuxième ou au troisième jour de l'intoxication que ces différences se compensent partiellement :

d'un côté, on remarque chez la grenouille rousse, une
excitabilité réflexe plus intense et parfois même de faibles accès tétaniques ; de l'autre, la grenouille verte présente, d'une façon évidente, une raideur des muscles qui
pourtant n'atteint jamais un degré aussi élevé que dans
l'autre espèce.

Schmiedeberg pour expliquer cette action dissem-
blable de la caféine admet une différence de la substance
musculaire qui paraît être de nature quantitative. La
moelle épinière de la grenouille verte possède une récep-
tivité plus grande pour le poison et c'est pourquoi chez
elle on observe toujours le tétanos ; la moelle épinière
de la grenouille rousse est soustraite à l'influence de la
caféine parce que cette dernière est énergiquement rete-
nue par les muscles, ce qui empêche sa rapide diffusion.

Quant aux modifications apportées dans les muscles,
Schmiedeberg ne voit là que de la rigidité cadavérique.

Le Dr Leblond, dans sa thèse, note cette opinion de
Schmiedeberg, mais ne s'y rallie point. Il voit surtout
d'après ses expériences, dit-il, une action musculaire
directe. Il décrit les quatre phases suivantes :

1° Augmentation de l'excitabilité musculaire directe
et indirecte.

2° Période de contracture transitoire et de rigidité
musculaire.

3° Convulsions toniques et tétanos.

4° Diminution et perte de l'excitabilité.

Mais il nous semble que les phénomènes présentés
comme des périodes successives d'une même série appar-
tiennent en réalité à deux séries différentes, l'une pour

la grenouille rousse, l'autre pour la grenouille verte. En effet, nous avons examiné en détail les différentes expériences faites par Leblond sur les grenouilles. Disons tout d'abord qu'il a employé beaucoup plus de grenouilles rousses que de vertes et dans ses expériences ainsi faites il ne note pas de tétanos, mais toujours la raideur musculaire. Enfin il semble confondre la grenouille verte (Rana esculenta) avec la Rainette (Hyla arborea) ; et en effet la rainette semble se comporter comme une grenouille rousse (Expérience XXVI, p. 53. Thèse Leblond, 1883). Si nous prenons maintenant l'expérience XXVIII (page 57 même thèse) faite sur une grenouille verte, nous voyons que le Dr Leblond note une heure après une injection de 7 milligr. de théine dans les sacs lymphatiques, des contractures cloniques durant environ dix minutes, et une heure et demie après la grenouille présente du tétanos. C'est la seule expérience sur la grenouille verte (Rana esculenta) que nous trouvions relatée, mais aussi c'est la seule où nous trouvions mentionné le tétanos. Elle nous semble donc conclure à la différence que Schmiedeberg avait signalée. Il est vrai de dire que le Dr Leblond ne nie pas l'action nerveuse trop évidente dans le tétanos, mais il fait remarquer que même chez les grenouilles qui présentent du tétanos et des convulsions, la courbe normale de la contraction musculaire a changé ; ce qui démontre nettement, croit-il, une action périphérique.

Nous avons repris les expériences de myographie. Nous avons étudié l'action de la caféine sur le système nervo-musculaire de la grenouille et nous avons cherché à séparer nettement l'action sur le système nerveux de l'action sur les muscles ; nous avons recherché dans les différents phénomènes observés la part qui revenait au système nerveux et la part qui revenait aux muscles. Et tout d'abord le fait signalé par Schmiedeberg s'est retrouvé constamment dans nos expériences.

Sous l'influence de la caféine, la grenouille verte présente une hyperexcitabilité médullaire analogue à celle que produit la strychnine ; la grenouille rousse est envahie par une rigidité musculaire analogue à la rigidité cadavérique. Cette raideur est indépendante des centres nerveux ; la destruction de la moelle ne la modifie en rien.

Ces conclusions découlent, en effet, des expériences dont nous donnons plus loin le détail. Si on se reporte aux expériences n⁰ˢ VIII et IX on voit que les grenouilles rousses après l'injection ou de 0,02 centigrammes de caféine ou seulement de 0,015 milligrammes ne réagissent plus presqu'aussitôt aux diverses excitations et qu'ainsi la rigidité musculaire s'établit assez vite et bien progressivement comme l'avait indiqué Schmiedeberg. Par la décapitation rien ne se trouve changé. Si au contraire comme dans les expériences X et XI on agit sur des grenouilles vertes, les convulsions tétaniques apparaissent immédiatement et la grenouille réagit au moindre contact. Nous observons néanmoins chez celle-ci, mais au bout d'un temps bien plus long que pour la grenouille rousse, une rigidité musculaire s'établissant très lentement, mais toujours sans que la strychnisation cesse. Cette rigidité persiste d'ailleurs après la décapitation et la destruction de la moelle.

Nous croyons, en effet, que même avec de faibles doses de caféine et en attendant un temps suffisant, on peut avoir chez la grenouille verte une rigidité musculaire indépendante des centres nerveux. Nous sommes également persuadé que cette différence de réaction est due à une affinité plus grande des muscles de la grenouille rousse pour la caféine ; affinité qu'avait admise Schmiedeberg sans la démontrer et qui fait que ces muscles absorbent au passage tout le poison et l'empêchent d'agir sur la moelle. Nous avons fait, en effet, différentes recherches sur ce sujet. Il suffit de se reporter aux expériences I, II, III faites sur des grenouilles rousses et vertes pour se convaincre que chez l'une comme chez l'autre espèce, l'action toxique est diminuée et fort retardée si on injecte la solution de caféine directement dans un muscle et non sous la peau. Le muscle injecté se durcit, devient inexcitable et le membre auquel il appartient devient rigide. Ces expériences faites comparativement sur deux grenouilles de même espèce et de même poids, auxquelles une même dose de caféine était injectée, à l'une vers la peau du dos, à l'autre dans un muscle, nous pouvions constater le retard des phénomènes toxiques produit par l'injection dans le muscle. Ce retard a été parfois d'une heure et demie. Enfin il convient encore de remarquer que jamais chez la grenouille rousse dans ces expériences nous n'avons noté même après un temps très long l'hyperexcitabilité médullaire que nous avons toujours constatée chez la grenouille verte même quand l'injection était faite dans le muscle. C'est donc dire par cela même que le poison n'est pas entièrement retenu par le muscle chez la grenouille verte et qu'il finit par passer, et, en d'autres termes, à revenir à notre proposition que l'affinité élective de la substance musculaire pour la caféine est plus prononcée chez la grenouille rousse que chez la verte.

Il fallait maintenant savoir si c'était le cas de la grenouille rousse ou celui de la grenouille verte qui devait être généralisé. A priori, il semblait que c'était celui de la grenouille verte et les expériences comparatives que nous avons faites nous l'ont, croyons-nous, bien montré. Sur le crapaud et la tortue (expériences IV, V, VI, VII, XII), nous avons toujours trouvé que la caféine produit une hyperexcitabilité considérable comme chez la grenouille verte. Chez le pigeon nous avons noté pourtant que la caféine produisait de l'engourdissement avec de la rigidité musculaire, mais nous croyons que notre expérience (Expériences XIII, XIV) a été faite à une dose trop élevée. Elle était en effet de 0,15 centigrammes par kilogr.

Chez les mammifères, d'autre part, l'intoxication caféique se manifeste par une activité exagérée du système nerveux, des crampes et des convulsions qui ne peuvent s'expliquer que par une action médullaire.

Enfin chez l'homme, dans deux cas d'empoisonnement par la caféine, on a noté de l'excitation, du délire, de l'insomnie, ou la confusion des idées et aussi une contracture des fléchisseurs du bras et de la paralysie des extenseurs.

Ce n'est pas tout ; on ne pourrait guère, croyons-nous, concilier avec une raideur musculaire la facilité des mouvements que nous avons observée et d'autres avec nous chez les sujets caféinés.

C'est donc bien le cas de la grenouille verte qui est le cas général. C'est l'action de la caféine sur le système nerveux qui doit être considérée comme la seule commune aux animaux et à l'homme et c'est le cas de la grenouille rousse qui doit être l'exception.

Ceci établi, nous avons poussé plus loin notre analyse, nous avons repris l'étude de l'action de la caféine sur la grenouille verte prise comme type d'étude, et nous avons institué les expériences suivantes pour lesquelles nous nous sommes servi de la méthode graphique décrite par M. Marey.

Nous avons fixé sur une plaque de liège une grenouille verte après avoir isolé un des gastrocnémiens dont le tendon inférieur était attaché par un fil inextensible à un levier enregistreur ; à la base de celui-ci était fixé, par l'intermédiaire d'un fil, un poids tenseur entraînant le levier dans le sens contraire de la contraction. Le nerf sciatique correspondant au gastrocnémien isolé avait été mis à nu et c'est sur lui que portaient les excitations d'une pile.

Dans une première expérience nous avons trouvé que, sous l'influence d'une injection de caféine (0,02 centigr), la contraction musculaire, provoquée par l'excitation du nerf, se modifie bien de la façon caractéristique qu'avait indiquée Leblond (fig. 13 A). Il est facile de s'en rendre compte en comparant ses tracés aux nôtres. La phase de relâchement s'allonge considérablement et la durée de la contraction musculaire augmente. La forme de la courbe présente une ascension brusque suivie d'une descente brève dans sa partie supérieure et très allongée dans sa partie inférieure. Parfois même cette lenteur du relâchement musculaire ne se manifeste qu'après une nouvelle contraction ; la courbe présente alors sur le trajet de sa descente un crochet plus ou moins allongé, une sorte de dicrotisme (fig. 13 A).

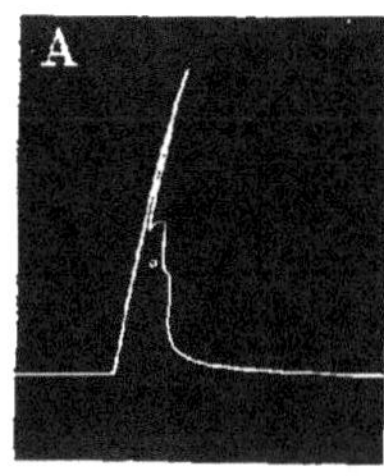
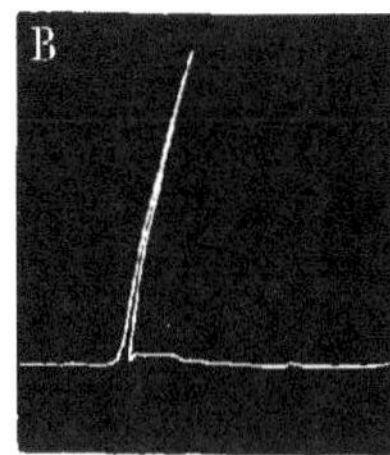

FIG. 13. — Tracés myographiques pris sur une grenouille verte après une injection de 0,02 centigr. de caféine. Excitation du sciatique, intact en A, coupé en B.

Mais cette modification dans la contraction est due à une action de la moelle. En effet :

Dans la même expérience, au moment où, par l'excitation du nerf sciatique mis à nu, nous obtenions la forme de la contraction caractéristique, nous avons coupé le nerf sciatique entre le point d'excitation et la moelle et nous avons vu aussitôt la contraction redevenir normale (fig. 13 B). De plus, la forme de la contraction caféique ne se reproduira plus même si on attend longtemps avant de faire une nouvelle excitation. Ce fait bien typique, nous l'avons retrouvé chaque fois que nous avons renouvelé l'expérience. Il s'est également reproduit dans toute sa netteté lorsque nous avons opéré sur un crapaud au lieu d'opérer sur une grenouille verte (fig. 15).

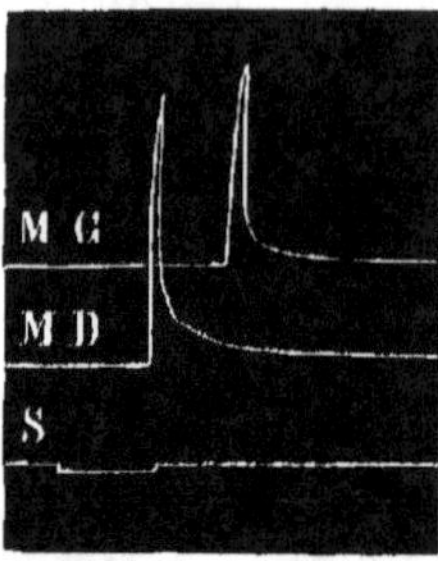

Fig. 14. — Excitation simultanée des deux sciatiques d'une grenouille verte neuf minutes après l'injection sous-cutanée de 0,02 centigr. de caféine. M G. Patte gauche liée. M D. Patte droite. S. Signal électrique.

Nous avons fait ensuite une deuxième expérience qui peut parfaitement servir de contre-épreuve à la première.

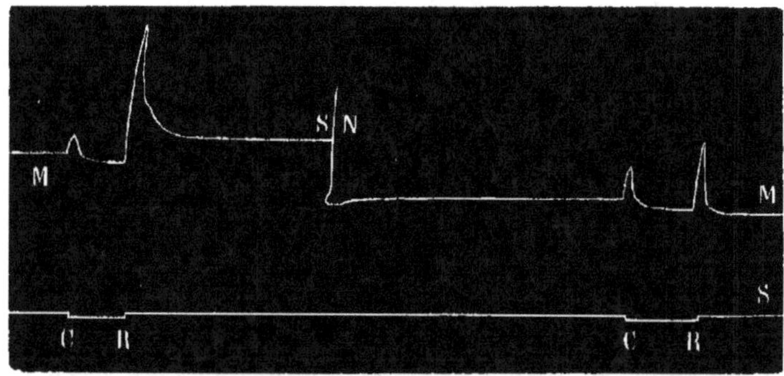

Fig. 15. — Tracé myographique sur un crapaud après une injection sous-cutanée de caféine, en S N, section du nerf. M. Tracé myographique. S. Signal électrique. C. Ouverture. R. Rupture.

Nous avons lié en masse, le nerf sciatique excepté, l'un des membres postérieurs de la grenouille mise en expérience, de façon à préserver le gastrocnémien de ce côté de l'invasion par le poison. Nous avons ensuite opéré pour les deux membres comme nous l'avions fait dans notre première expérience. Or l'excitation simultanée, par un même courant des deux sciatiques mis à nu provoqua dans les deux membres des contractions analogues et affectant la forme caractéristique de l'empoisonnement caféique. On peut facilement s'en rendre compte en examinant la figure 14.

Ne sommes-nous pas maintenant en droit de poser cette conclusion : La caféine exerce son action tout d'abord exclusivement sur le système nerveux, dont elle exagère la tonicité. Ce n'est qu'avec des doses considérables, ou à la condition d'être mise directement au contact des muscles, qu'elle agit comme poison musculaire, toute contractilité disparaissant dans ce dernier cas.

Nous donnons ici comme précédemment le détail des expériences se rapportant à cette partie de notre travail.

Différence d'action de la caféine suivant qu'elle est injectée dans un muscle ou sous la peau.

Expérience I. — 18 juillet. On prend deux grenouilles rousses de même grosseur et vigoureuses.

Grenouille A. Poids 16 grammes. On lui injecte sous la peau du dos 0,015 milligr. de caféine (solution dans benzoate de soude) à 3 h. 32.

3 h. 35. Mouvements sont très diminués. Hyperexcitabilité.

3 h. 36. Mise sur le dos, elle ne peut plus se remettre sur le ventre. Plus de réflexe. Pas de rigidité. Cœur bat encore.

3 h. 46. Rigidité complète. Aucun battement du cœur.

Grenouille B. Poids 14 gr. Injection de 0,015 milligr. de caféine dans un muscle de la patte gauche à 3 h. 33.

3 h. 34. Rigidité complète de la patte injectée. Les autres mouvements restent normaux et la grenouille les effectue sans difficulté.

3 h. 37. Elle a encore quelques réflexes. Peut encore se remettre sur le ventre.

3 h. 39. Ne peut plus se remettre sur le ventre. Encore des réflexes.

3 h. 44. Plus de réflexes. Ne peut plus du tout retirer sa patte quand on la pince. Plus de battement du cœur.

EXPÉRIENCE II. — 18 juillet. Deux grenouilles rousses, vigoureuses et de même grosseur.

Grenouille A. Poids 16 gr.

3 h. 56. Injection sous la peau du dos de 0,005 milligr. de caféine.

3 h. 58. Presqu'inexcitable. Plus de vigueur, ne peut plus se remettre sur le ventre. Respiration arrêtée.

4 h. Rigidité complète. Plus de battements du cœur. Nous examinons ensuite les muscles mis à nu. Ils sont complètement rigides. Pas de changement de coloration.

Grenouille B. Poids 15 gr.

3 h. 56. Injection dans un muscle de la cuisse gauche de 0,005 milligr. de caféine. Rigidité instantanée de la cuisse gauche seule.

3 h. 57. Mouvement encore vigoureux. Respiration normale.

4 h. Encore très vigoureuse. Saute très bien à la moindre excitation.

4 h. 2 Réflexes conservés. Saute.

4 h. 4. Même état. Respiration normale.

4 h. 9. Saut de 20 centimètres quand on l'excite.

4 h. 17. Plus de respiration. Toujours excitable. Mais ne peut plus se remettre sur le ventre.

4 h. 23. Respire de nouveau mais d'une façon un peu convulsive.

4 h. 33. Ne peut plus nager mais remue encore. Plus de respiration.

4 h. 39. Encore excitable. Fléchit encore sa patte quand on
l'étend.

4 h. 42. Un peu de rigidité dans les membres antérieurs.

4 h. 55. Même état.

5 h. 6. Plus d'excitation. Cœur bat encore.

Expérience III. — 22 juillet. On prend cette fois deux grenouilles vertes de même poids.

Grenouille A. Poids 16 gr.

3 h. 27. Injection de 0. 005 milligr. de caféine sous la peau du
dos.

3 h. 30. Grenouille complètement immobile.

3 h. 32. Par le pincement d'une patte antérieure, on obtient
une contraction exactement limitée à cette patte. Pas de réflexe
généralisé. Mise sur le dos avec précaution, elle ne peut plus
se relever. Ne fait plus aucun mouvement quand on la replace
sur le ventre. Respire encore.

3 h. 37. Semble se réveiller un peu ; mais ne peut toujours se
remettre sur le ventre quand on la place sur le dos. Respiration
beaucoup plus précipitée.

3 h. 42. Respiration prend tout à fait le type de Cheyne-Stokes.
Les membres postérieurs placés dans l'extension ne se flé-
chissent plus. Il n'y a pas de réflexes lorsqu'on pince une des
pattes, mais il s'en produit un généralisé à la suite d'un choc
sur l'extrémité de cette patte.

3 h. 45. Respiration de moins en moins forte. Périodes d'apnée
suivies de temps en temps d'un long mouvement respiratoire.

4 h. 24. S'est assez bien réveillée. Saute lorsqu'on l'excite.

4 h. 50. Même état. Grande excitation. Mouvements réflexes
au moindre choc sur la table.

Grenouille B. Poids 16 gr.

3 h. 26. Injection de 0,005 milligr. de caféine dans un muscle
de la cuisse droite. Rigidité de cette cuisse.

3 h. 32. Même vivacité et même vigueur qu'avant.

3 h. 37. Même état. Par le pincement de la patte rigide, elle répond très bien et d'une façon générale.

3 h. 42. Même état.

4 h. 23. Se relève encore quand on la met sur le dos, peut nager. Un peu moins excitable.

4 h. 40. Tétanos. Excitation médullaire. Choc sur la table détermine des convulsions analogues à celles de la strychnine.

Action de la caféine sur différents animaux.

EXPÉRIENCE IV. — 18 novembre. Tortue du poids de 60 gr. sans la carapace.

3 h. 18. Injection d'environ 0,02 centigr. de caféine sous la peau. Aussitôt la tortue urine abondamment. Douleur.

3 h. 22. Contracture des deux pattes postérieures sous la peau desquelles on a fait l'injection.

3 h. 37. Le plus léger frôlement des pattes antérieures provoque le retrait brusque de la patte et de la tête.

3 h. 44. Encore beaucoup plus excitable. Le moindre attouchement provoque un réflexe. Si on frappe sur la table, on observe une hyperexcitabilité réflexe très grande. Nous pouvons d'ailleurs faire la comparaison avec une tortue qui était au laboratoire et n'avait pas reçu de caféine. Nous n'observons sur celle-ci rien de semblable.

3 h. 58. Mêmes phénomènes que précédemment. Le lendemain, nous la retrouvons morte. Le cœur est en systole.

EXPÉRIENCE V. — 18 novembre. Crapaud du poids de 14 gr.

3 h. 24. Injection sous la peau de la patte postérieure droite de 0,005 milligr. de caféine. Aussitôt, urine abondante.

3 h. 26. 24 déglutitions d'air en 10 secondes.

3 h. 27. 13 mouvements respiratoires en 10 secondes, très irréguliers.

3 h. 28. La patte injectée reste un peu inerte.

3 h. 30. Crapaud, d'abord endormi, paraît se réveiller.

3 h. 36. Mouvements de déglutition d'air très irréguliers. Nous comptons une fois 10 en 10 secondes, puis 19, puis 22, puis 17. Mouvements respiratoires, 10.

3 h. 38. Se retourne facilement quand on le met sur le dos. Réflexes exagéés.

3 h. 39. Patte injectée devient rigide, mais conserve sa sensibilité.

3 h. 44. Mouvements convulsifs quand on frappe sur la table.

3 h. 52. Mouvements respiratoires, 6 à 10 par 10 secondes. Deviennent encore plus rares lorsqu'on provoque des convulsions.

3 h. 58. Pousse un cri si on ellleure à peine sa patte avec la pointe d'une plume.

Mort le lendemain en pleine rigidité.

Expérience VI. — 19 novembre. Tortue.

3 h. 10. Injection sous la peau d'une patte postérieure de 0,005 milligr. de caféine. Urine abondante. La patte injectée se rétracte et l'animal ne peut plus s'en servir pour marcher.

3 h. 13. Elle est très excitée, marche beaucoup. La contracture persiste dans la patte injectée.

3 h. 30. Réflexes exagérés quand on touche une patte. Se retire vivement sous sa carapace quand on frappe sur la table.

3 h. 55. Réflexes très exagérés. Un simple elleurement détermine un retrait très brusque des pattes et de la tête. Le choc sur la table produit le même résultat. La patte injectée reste toujours contractée.

Expérience VII. — 19 novembre. Crapaud du poids de 13 gr.

4 h. 10. Injection sous la peau du dos de 0,01 centigr. de caféine.

Après avoir passé par toutes les phases indiquées pour le premier il finit par avoir une exagération des réflexes et des mouve-

ments convulsifs au bout de vingt minutes. Il meurt en pleine
rigidité et son cœur arrêté repart après une excitation méca-
nique.

EXPÉRIENCE VIII. — 23 novembre. Grenouille rousse du
poids de 35 gr.

A 3 h. Injection sous la peau de l'abdomen de 0,02 centigr.
de caféine.

3 h. 10. La grenouille ne se retourne plus quand on la met
sur le dos; elle réagit aux pincements par de grands mouvements lents des membres postérieurs. Les muscles de l'abdo
men sont tendus comme des cordes ; le dos est arqué en avant.
Les membres postérieurs deviennent rigides progressivement
et quand l'articulation de la hanche est complètement rigide,
le genou est encore très mobile. Un peu plus tard le genou se
raidit et le cou-de-pied est encore extrêmement mobile.

A cette période on fait exécuter de force un certain nombre
de flexions forcées à la jambe et à la cuisse gauche. Le membre
redevient flexible.

Les pincements deviennent inefficaces. Si on laisse tomber
brusquement la grenouille sur le dos, il se produit seulement
une flexion des orteils.

3 h. 25. Rigidité complète. L'estomac est dans la bouche.

Décapitation et destruction de la moelle. Effet nul. Quelques
minutes après tous les membres y compris la patte gauche sont
rigides et restent dans le même état.

EXPÉRIENCE IX. — 24 novembre. Grenouille rousse.

4 h. 35. Injection de 0,015 millig. de caféine sous la peau de
l'abdomen. Contraction violente des muscles de l'abdomen.

4 h. 40. L'articulation de l'épaule devient rigide.

4 h. 45. Celle du coude.

4 h. 52. Celle de la hanche. La grenouille reste d'ailleurs
inexcitable. Pas de convulsions analogues à celles provoquées
par la strychnine. Si on pince très fortement la patte antérieure

on obtient un réflexe mais lent et tardif. La rigidité continue à progresser dans les membres inférieurs.

5 h. Aucune réaction strychnique, mais toujours réflexe très retardé pour une excitation très forte.

5 h. 15. Décapitation de la grenouille ; destruction complète de la moelle. Rigidité persiste dans tout le corps.

EXPÉRIENCE X. — 24 novembre. Grenouille verte.

4 h. 40. Injection dans le péritoine de 0,015 millig. de caféine.

4 h. 50. Strychnisation. Convulsions tétaniques. La grenouille réagit très rapidement au moindre contact.

5 h. Rigidité des membres antérieurs ; mais la strychnisation persiste

5 h. 20. Même état. La rigidité ne paraît pas gagner.

5 h. 30. Décapitation et destruction de la moelle. Les membres qui étaient rigides le restent.

EXPÉRIENCE XI. — 25 novembre. Grenouille verte.

11 h. 15. Injection dans le péritoine de 0,03 centigr. de caféine. Nous observons dans les heures qui suivent les mêmes phénomènes que pour la grenouille verte expérimentée la veille. Nous voulons voir si la rigidité que nous avons observée dans les membres antérieurs sur celle de la veille, se généralisera comme pour la grenouille rousse et si cette généralisation est une question de dose et de temps. Nous attendons jusqu'à six heures du soir.

6 heures. La rigidité n'existe que pour les membres antérieurs mais elle est complète. L'articulation de la hanche est prise également, mais non celle du genou ni du cou-de-pied. Décapitation, destruction de la moelle, la rigidité persiste mais ne s'étend pas.

Le lendemain même état.

EXPÉRIENCE XII. — 24 novembre. Crapaud.

4 h. 30. Injection de 0,007 millig. de caféine dans le péritoine.

4 h. 33. Emprostothonos. Rigidité prenant à la fois tous les muscles sans qu'on puisse constater aucune progression. Réflexes exagérés. Mouvements convulsifs quand on frappe sur la table.

4 h. 45. Décapitation et destruction de la moelle. Le crapaud reste rigide. Si on mobilise les articulations les membres redeviennent rigides au bout de peu de temps.

EXPÉRIENCE XIII. — 23 novembre. Pigeon du poids de 325 gr.

A 11 h. 11. Injection dans la patte droite de 0,02 centigr. de caféine. La patte injectée est constamment soulevée.

11 h. 35. Se met en boule.

11 h. 40. S'affaisse sur ses pattes.

3 h. 30. Paraissait bien réveillé.

3 h. 50. Nouvelle injection de 0,02 centigr. de caféine.

5 h. Rien de marqué. Le pigeon est moins vif, comme endormi.

EXPÉRIENCE XIV. — 25 novembre. Même pigeon se portant tout à fait bien.

9 h. 45. Injection de 0,05 centigr. de caféine dans le pectoral droit.

11 h. Endormi, immobile, reste en boule.

Le lendemain rien d'anormal.

TROISIÈME PARTIE

Action de la Caféine sur la nutrition.

L'étude qui précède nous a fourni une explication satisfaisante des propriétés excito-motrices de la caféine agissant sur un sujet normalement nourri. C'est une suractivité du système moteur, une augmentation du tonus musculaire qui, jointe à une régularisation de la circulation et de la respiration, rend compte de l'aptitude considérable au travail physique que produit cette substance. Nous avons montré principalement dans l'analyse que nous avons faite chez la grenouille, que c'était cette excitation nerveuse qui constituait le phénomène essentiel de l'intoxication caféique.

Maintenant, pour expliquer l'aptitude au travail que la caféine provoque chez l'individu inanitié, aurons-nous besoin de chercher une autre propriété physiologique, ou bien pourrons-nous ramener, par l'analyse des faits, ce second phénomène au premier, comme un cas particulier au cas général ?

Pour trancher cette question, nous nous servirons surtout des travaux de nos devanciers que nous contrôlerons seulement par quelques expériences personnelles. Les faits accumulés, en effet, suffisent pour cette étude à la condition de les critiquer et de les interpréter convenablement, à la condition surtout de partir d'une base déterminée ; c'est-à-dire de bien analyser les conditions du travail musculaire et leurs relations avec l'état d'inanition.

L'opinion qu'ont tout d'abord fait naître les faits de la nature de ceux que nous rapportons dans ce travail, est l'hypothèse d'une action d'épargne propre à la caféine. Nous trouvons cette opinion nettement exprimée dès le premier moment où l'on se pose la question.

En 1850, M. de Gasparin fait à l'Académie des sciences sa communication restée célèbre et dans laquelle il étudiait le régime alimentaire des mineurs belges de Charleroi. Les idées de Liebig étaient alors dans tout leur épanouissement. M. de Gasparin analysant la ration journalière de ces mineurs, n'y trouvait que 15 grammes d'azote et se demandait comment avec cette faible ration d'azote, à peine supérieure à celle des ordres religieux voués à l'ascétisme, ces hommes pouvaient fournir chaque jour une quantité de travail considérable. L'explication en est donnée, disait-il, par ce fait que les mineurs de Charleroi consomment beaucoup de café ; c'est à ce café qu'ils doivent de pouvoir consommer moins d'azote. Les analyses de Böcker montrent que l'excrétion de l'urée est diminuée par le café ; celui-ci empêche de se dénourrir, et par suite, les besoins journaliers sont diminués.

Dans la même séance de l'Académie, le grand physiologiste Magendie fit à cette théorie de graves objections. Il est inexact, dit-il, de croire qu'on peut mesurer la valeur alimentaire d'une ration par le nombre de grammes d'azote qu'elle renferme. Ces mineurs consomment chaque jour, c'est vrai, une faible quantité de substances azotées ; mais ils absorbent une quantité considérable d'aliments ternaires. De quel droit dirait-on que ce n'est pas au moyen de ces aliments qu'ils travaillent ?

D'autres objections à la théorie de l'action d'épargne furent encore apportées devant l'Académie pendant cette même année 1850. D'abord les faits eux-mêmes rapportés par de Gasparin furent mis en doute. Magendie apporta une lettre écrite par un des hommes qui se trouvaient à la tête de l'exploitation houillère de Charleroi. Celui-ci affirmait que M. de Gasparin, en comparant les travailleurs de Charleroi à ceux des mines voisines, avait négligé plusieurs éléments importants, tant dans leur ration alimentaire que dans leurs conditions de travail. D'Abbadie ensuite relata diverses observations sur les orientaux, montrant que les musulmans buveurs de café supportaient plutôt moins bien le jeûne que ceux de leurs coréligionnaires qui n'usaient pas du café.

Les physiologistes se divisèrent en deux camps, et l'on continua à disputer pour savoir si oui ou non le café et la caféine ont une action d'épargne.

La plupart des recherches ont porté sur les variations de la quantité d'urée sécrétée journellement, suivant que le sujet a pris ou n'a pas pris de caféine. Cette quantité est-elle augmentée ou diminuée ? Sur cette question de fait les avis sont entièrement partagés. Si nous faisons en effet le recensement des voix qu'ont recueillies le pour et le contre, nous trouvons les opinions suivantes, émanant de physiologistes qui ont expérimenté soit la caféine elle-même, soit l'un des produits naturels qui contiennent ce principe.

Böcker (1849), J. Lehmann (1853), Hammond (1856), Jomand (1860), Marvaud (1869), Rabuteau et Eustratiades (1876), Monnet (1885), Doublet (1886), ont trouvé une diminution plus ou moins considérable de l'urée.

C. G. Lehmann (1853), Roux (1873), Brackenridge (1881), Fubini et Ottolenghi (1882) ont trouvé une augmentation notable de cette même urée. A ce groupe d'expérimentateurs il convient de joindre Guimaraes et Raposo (1882) qui ont constaté une augmentation non pas directement de l'urée, mais de la consommation d'aliments azotés.

Une troisième classe d'expérimentateurs, en tête desquels il faut placer Voit (1860), a enfin dénié au café toute action caractéristique sur l'excrétion de l'azote. Pour ceux-ci, ou bien cette action est nulle, ou bien elle s'exerce dans des sens divers. A la suite de Voit nous trouvons Squarrey (1865), Giraud (1881), J.-A. Fort (1883), Francotte (1883). C'est à cette dernière opinion que nous sommes obligé de nous ranger, d'abord comme expérimentateurs. Nos recherches personnelles, en effet, bien qu'elles ne soient pas très nombreuses, nous ont donné au point de vue de l'excrétion de l'azote des variations de sens inverse, auxquelles nous n'avons pu fixer aucune règle. Ces recherches ont porté sur des chiens.

Un examen critique détaillé des travaux que nous venons de citer nous a conduit à la même conclusion. Il n'est pas possible en effet que les nombreux expérimentateurs qui ont trouvé une diminution d'urée se soient tous trompés ; nous n'avons pu saisir dans leurs expériences aucune cause d'erreur constante ; d'autre part, les travaux qui concluent à un excès d'urée, particulièrement ceux de Roux et de Fubini et Ottolenghi, nous paraissent également irréfutables. La conclusion qui nous paraît s'imposer est donc celle-ci :

« La caféine n'a pas une action spécifique sur l'excrétion de l'urée ; elle la modifie dans des sens divers sous l'influence de conditions inconnues. »

Est-ce à dire que nous ne pouvons nous prononcer sur l'action que peut avoir la caféine sur les échanges organiques. Nullement, nous retrouvous ici sous une autre forme l'objection que Magendie faisait à la théorie de l'épargne dès son apparition. Nous pouvons même aujourd'hui aller plus loin. Nous savons bien maintenant, depuis l'expérience de Fick et Vislicénus et tous les travaux qui ont suivi, que le travail musculaire prend sa force vive dans l'énergie chimique non des albuminoïdes, mais des matériaux ternaires de l'organisme, graisse et hydrates de carbone. C'est cette consommation donc qui nous intéresse plus particulièrement à notre point de vue spécial.

Ici nous trouvous une concordance satisfaisante des expériences à propos de l'action que la caféine exerce sur la combustion des substances non azotées.

Deux méthodes ont été employées, l'une indirecte, consistant à observer les variations de la température, l'autre directe, c'està-dire la mesure de l'acide carbonique dégagé dans la respiration.

La première méthode semble avoir donné des résultats

contradictoires, mais ces résultats critiqués s'accordent fort bien, à la condition toutefois qu'on élimine toutes les recherches ayant porté sur le lapin. La calorification, en effet, chez cet animal est soumise à des lois que nous ignorons encore ; par exemple, on voit souvent la température d'un lapin varier considérablement par le seul fait qu'il est attaché sur la table d'expérience. Si nous négligeons donc, ne pouvant les interpréter, les résultats fournis par les lapins ayant reçu de la caféine qui a souvent produit chez ces animaux un abaissement notable de la température (Stuhlmann, Falk), il nous reste deux ordres de faits :

1° Des températures rectales prises chez le chien ;

2° Des températures prises chez l'homme.

Les premiers indiquent d'une façon constante que la caféine fait monter la température (Guimaraes, Binz). Les recherches très précises de Binz sur ce sujet nous paraissent surtout dignes d'attention. Il a vu la caféine produire des ascensions thermiques pouvant atteindre 1°,4. Nos recherches personnelles confirment pleinement ce résultat.

Au contraire, les températures prises chez l'homme indiquent en général un léger abaissement de la température. Marvaud qui a fait de nombreuses recherches sur ce point conclut à un abaissement moyen de 3 dixièmes. Mais nous ferons remarquer que ces recherches, ainsi que les autres de même ordre, ont porté sur la température axillaire. Or, cette température doit être considérée comme *périphérique*, et Leblond, dans des recherches faites avec soin, a constaté que la caféine abaisse la tem-

pérature périphérique envisagée dans son rapport avec la
température centrale. Cette particularité s'accorde du
reste fort exactement avec l'action vaso-tonique de la
caféine. Leblond, d'ailleurs, observant sa température
buccale, laquelle se rapproche davantage de la température centrale, n'a constaté aucune variation sous l'influence de la caféine.

Cette méthode indirecte de l'observation thermique
nous conduit donc à admettre l'augmentation des combustions. Les recherches sur l'excrétion de l'acide carbonique sont malheureusement peu nombreuses; nous n'en
avons trouvé que deux séries; l'une due à Hoppe-Seyler
(1857), l'autre à Edward Smith (1860). Il eût sans doute
été intéressant de vérifier ces expériences déjà anciennes;
mais comme elles émanent d'observateurs des plus auto-
risés et qu'elles concordent entre elles, il faut en tenir
grand compte. Il existe en outre des dosages de gaz du
sang faits par MM. Couty et d'Arsonval sur des chiens
ayant reçu du maté, et par MM. Couty, Guimaraes et
Niobey sur des chiens ayant reçu du café. Ces expérimentateurs ont trouvé une diminution des gaz du sang, tant
artériel que veineux, diminution portant d'ailleurs sur
l'oxygène comme sur l'acide carbonique. Ces recherches
ne donnant pas lieu à des conclusions positives sur le
sujet qui nous occupe, nous ne pouvons que les mentionner.

Voici le résumé des expériences d'Hoppe-Seyler que
nous empruntons à Binz. « Un petit chien reçoit chaque
« jour de la caféine à la dose de 1 à 4 décigrammes, en
« tout 1 gr. 1 ; pendant ce temps naturellement, régime

« constant. La quantité d'urée changea si peu, que l'au-
« teur n'en veut tenir aucun compte. L'acide carbonique
« passa de 11,41 à 13,28, moyenne de 18 recherches de
« 60 minutes de durée environ. »

Voici les conclusions de celles de Edw. Smith qui ont
porté sur l'homme :

« Le thé produit une augmentation de 2 à 3 grains
« d'acide carbonique par minute; l'effet maximum se
« montre au bout de 25 à 45 minutes. »

« Il est également efficace lorsqu'il est pris froid et
« qu'il a longtemps infusé. »

« Le café diffère du thé en ce qu'il a une moins grande
influence. »

Ainsi l'acide carbonique est augmenté.

Si maintenant nous reprenons l'ensemble de la question des combustions portant sur les matériaux ternaires, nous trouvons une série de faits parfaitement
liés au point de vue physiologique.

Nos expériences et celles de nos prédécesseurs relatées
dans la première partie de ce travail nous ont conduit à
admettre que la caféine produit une excitation au système moteur cérébro-spinal, d'où dépend une augmentation du tonus musculaire. Or, on sait bien aujourd'hui
que c'est dans les muscles que se passe la plus grande
partie des combustions de l'organisme, que ces combustions portent sur les substances ternaires; que l'intensité
de ces combustions est réglée par le système nerveux
qui les active ou les ralentit suivant qu'il augmente
ou qu'il diminue le tonus musculaire, et enfin que c'est
par ce mécanisme que le système nerveux préside à la

régulation de la température (Ch. Richet. La température animale. Paris, 1889).

Ces lois étant établies, on pouvait déduire à priori que
la caféine, qui accroît le tonus musculaire, doit faire
monter la température et augmenter l'exhalaison d'acide
carbonique. C'est bien ce que nous avons trouvé expé-
rimentalement. Ces deux ordres de faits se prêtent donc
un mutuel appui, et forment un tout parfaitement cohé-
rent.

MM. Guimaraes et Raposo, indépendamment des
expériences citées plus haut ont cru pouvoir conclure sur
ce sujet en sens inverse ; ils ont vu que des chiens soumis
à un régime alimentaire exclusivement ternaire dépéris-
saient beaucoup et que la caféine ne diminuait pas cette
dénutrition. Comme ce fait tient à ce que les animaux
n'absorbent pas cette nourriture, il ne nous semble pas
que de telles expériences aient un rapport direct avec la
question.

A côté de ces deux espèces de recherches portant chacune sur un élément de la question, il faut examiner
celles qui ont considéré la question in toto, c'est-à-dire
voir si un animal soumis au jeûne perd plus ou moins de
son poids et succombe plus ou moins vite à l'inanition,
suivant qu'il reçoit ou non de la caféine.

Sur ce sujet nous trouvons déjà une remarque intéres-
sante dans Hoppe-Seyler, à propos de l'expérience citée
plus haut : « Malgré une nourriture abondante, le chien
« avait perdu à la fin de l'expérience environ 3 0/0 de
« son poids ».

De même Edw. Smith dit avoir observé « quelques

« cas très remarquables où le thé ajouté au régime ordi-
« naire des prisons produisit une diminution du poids du
« corps ».

Guimaraes et Raposo attaquèrent directement la question. Ils soumirent au jeûne six chiens qui recevaient
tous de l'eau tant qu'ils en voulaient boire et dont deux
recevaient en plus une certaine quantité d'infusion de
café. Ces deux derniers moururent sensiblement plus vite
que les autres.

Doublet a fait une expérience tout à fait analogue sur
deux cobayes, dont l'un recevait chaque jour une quantité
notable de poudre de maté, en tout 23 gr. Il est arrivé au
résultat exactement inverse, c'est-à-dire qu'il a vu le co-
baye qui mangeait du maté survivre à son compagnon
qui n'en mangeait pas. Mais il y a dans cette expérience
plusieurs causes d'erreur. D'abord les deux cobayes étaient
primitivement de poids inégaux ; c'est le plus petit, on
peut dire, d'après le chiffre du poids, le plus jeune des
deux qui fut soumis au jeûne absolu, et l'on sait que les
animaux supportent d'autant moins bien l'inanition qu'ils
sont plus jeunes. D'autre part, 23 grammes de poudre de
maté sec ne sont pas une quantité d'aliments négligeable
pour un animal de 300 grammes ; et cette quantité ne
peut légitimement être mise en balance, comme le croit
Doublet, avec 20 grammes de feuilles de choux fraîches,
qu'il donna à l'autre animal, car ces dernières sont cons-
tituées par de l'eau pour les 9/10 de leur poids. Cette
expérience n'est donc nullement concluante.

On a objecté aux expériences de Guimaraes et Raposo
que la quantité de café administrée aux animaux était

trop considérable, et que l'action d'épargne ne se montrait qu'avec des doses modérées. Nous avons repris ces expériences en les modifiant de la façon suivante pour nous mettre autant que possible à l'abri des reproches.

Nous n'avons jamais fait durer le jeûne jusqu'à la mort ; on sait que la nutrition n'est pas la même au commencement d'une période d'inanition qu'à l'extrême limite, et comme c'est le premier cas seul qui se présente dans les faits que nous étudions, nous n'avons observé que les premiers jours de jeûne.

Ce sont les mêmes animaux qui nous ont servi à étudier le jeûne simple et le jeûne sous l'influence de la caféine. De cette façon nous éliminions les différences individuelles.

La dose a varié depuis un centigr. par kilogr. (dose faible pour un chien) jusqu'à cinq centig., dose qui produit une excitation énergique.

Dans ces conditions, nous n'avons pas observé des variations qu'on puisse rapporter à la caféine dans la perte de poids. C'est-à-dire qu'au point de vue simplement de la perte du poids, nous ne trouvons aucune action d'épargne, mais nous n'observons pas non plus de diminution exagérée.

Nous ne croyons pas que ce dernier résultat infirme en rien les conclusions très solides que nous avons posées relativement à l'augmentation des oxydations sous l'influence de la caféine. En effet la perte de poids de quelques centaines de grammes que subit chaque jour un animal inanitié se compose d'éléments divers parmi lesquels l'élimination de l'eau joue un rôle prépondérant.

Nos animaux buvaient à volonté et il suffit d'une variation relativement faible dans l'équilibre de l'hydratation de l'organisme pour masquer la petite perte de poids qui résulte de l'oxydation supplémentaire des substances ternaires. On connait trop mal les conditions de cet équilibre d'hydratation pour que l'on puisse tirer de telles expériences des conclusions sur la nutrition. Aussi n'est-ce point dans ce but que nous les avons instituées. Il nous suffit de n'avoir pas trouvé de ralentissement dans la perte de poids et nous refuserons à la caféine la propriété qu'on lui avait attribuée à des degrés divers de maintenir l'organisme dans son intégrité malgré l'inanition.

Nous arrivons à cette conclusion totale : La caféine augmente les pertes en carbone et elle ne restreint pas les autres.

Il s'agit maintenant, avec ce fait expérimental, d'expliquer l'action tonique de la caféine sur un sujet inanitié.

Nous abandonnerons sans y insister la théorie établie par Payen qui veut que la caféine soit un aliment puissant parce qu'elle est très riche en azote. Nous nous contenterons de faire remarquer :

1" Les doses de caféine qui produisent les effets que nous étudions sont ridiculement petites pour un aliment (quelques décigrammes par jour pour un homme).

2" La teneur d'une substance en azote ne préjuge en rien sa valeur alimentaire pour l'animal. L'urée est plus riche en azote que la caféine ; est-elle un aliment ?

3" La caféine passe inaltérée dans les urines (Maly et Andreasch).

Nous nous trouvons donc, semble-t-il, en présence
d'un paradoxe : La caféine d'une part, active la dénutrition, de l'autre elle empêche les effets fâcheux du jeûne.

Nous arriverons facilement à expliquer le phénomène
si nous avons soin de distinguer deux cas qu'on semble
avoir confondus. Autre chose est de résister longtemps
à l'inanition en gardant le repos, autre chose de fournir
un travail physique ou même intellectuel quand on jeûne
depuis un jour ou deux. Or c'est ce cas que nous avons
à étudier.

La condition pour résister à l'inanition est de réduire
les pertes au minimum. S'il s'agit de passer un temps un
peu long sans aliments, mais dans l'inaction, c'est en
réalité cette fois l'action d'épargne qu'il faudra recher-
cher. Les animaux à sang froid, dont l'activité chimique
est bien moindre que celle des animaux à sang chaud ré-
sistent dix fois plus longtemps que ceux-ci à l'inanition.
De même parmi les mammifères, ce sont les plus petits,
c'est-à-dire ceux dont l'activité chimique est la plus
grande, qui succombent le plus vite. Nous trouvons un
cas où la résistance à l'inanition est énorme et où l'épargne des substances corporelles est à son maximum, c'est
le cas de l'hibernation. Or, ici que voyons-nous ? L'immobilité absolue, le sommeil profond supprimant non
seulement l'activité des muscles, mais encore celle des
sens, ralentissant la respiration et le cœur. C'est-à-dire
peu de dépenses, mais aussi point de travail.

Or, avec la caféine, nous obtenons juste l'inverse, c'est-
à-dire un travail intense ; nous ne l'obtiendrons qu'au
prix de l'usure de l'organisme. La loi de la conservation

de l'énergie s'applique ici comme partout ; la machine animale ne fonctionnera qu'en consumant du combustible, et c'est précisément en activant cette combustion, que la caféine permet le travail musculaire pendant le jeûne. On ne peut s'arrêter à des théories métaphysiques telles que la théorie des *fulminates médicamenteux*, d'après laquelle la caféine apporterait à l'organisme une énergie potentielle accumulée en elle et qui pourrait être transformée par l'organisme en travail. Il n'y a là que des mots. La caféine agit sur l'animal inanitié comme elle agit sur l'animal nourri : l'action est identique, et c'est l'apparence extérieure seule des phénomènes qui a pu faire croire à une propriété spéciale, un peu merveilleuse de la caféine, qui ferait qu'elle remplace les aliments. Elle ne les remplace qu'à un seul point de vue. C'est au point de vue de l'excitation tonique générale que produit l'ingestion des aliments.

Considérons en effet un homme qui produit un travail quelconque, qui marche par exemple. Au bout d'un certain temps apparaît chez lui cet état qu'on nomme la faim ; c'est-à-dire qu'avec des sensations spéciales localisées à l'estomac, il éprouve une faiblesse générale ; ses jambes refusent de le porter, il lui faut un effort de volonté pour placer un pied devant l'autre ; acte qu'il accomplissait tout à l'heure automatiquement, presqu'inconsciemment. S'il lui faut faire un effort plus considérable, sauter un fossé, se hisser sur un arbre, il ne pourra l'accomplir. Le cœur est ralenti, le pouls petit.

Supposons maintenant qu'il mange. Dès qu'il a introduit dans son estomac une petite quantité d'aliments, cet état de malaise disparait. La vigueur et l'entrain reparaissent. Le pouls reprend son ampleur. Le bien-être se fait sentir presque instantanément dès l'ingestion des premières bouchées, surtout si les aliments sont chauds ; l'homme peut presqu'aussitôt reprendre sa marche.

Analysant ce cas, voici ce que nous trouvons. Quand la faim s'est fait sentir et a arrêté le travail, ce n'est nullement à dire que les substances qui fournissaient l'énergie nécessaire à ce travail, graisse, glycogène, etc., fussent épuisées. Et les aliments ingérés n'ont pas agi en renouvelant cette réserve. En effet c'est l'ingestion même des aliments qui a relevé les forces défaillantes, l'effet s'est produit non seulement avant qu'ils soient absorbés, mais avant même qu'ils aient commencé à être attaqués par le suc gastrique. Ce ne peut donc être qu'à une action nerveuse que nous avons affaire ici.

Nous ne savons pas quelle part il faut faire à l'excitation périphérique consistant en sensations buccales, gustatives et tactiles, et en sensations stomacales, qui va retentir sur les centres nerveux pour relever leurs tonus et quelle part à l'absorption immédiate d'une très petite portion des aliments, immédiatement soluble et absorbable, telle que dextrines, sucres, peptones, etc. Il est possible que ces deux procédés coexistent et s'ajoutent l'un à l'autre ; mais de toute façon, ce n'est pas la reconstitution des réserves qui fait reprendre le travail, comme pour une locomotive qui fait de l'eau et du charbon. Les aliments ingérés ne seront utilisés que plus tard, mais leur ingestion permet d'utiliser immédiatement le reliquat des réserves antérieures.

La cause, en effet, de cette faiblesse qui fait partie intégrante du sentiment de la faim, c'est que l'organisme, par une adaptation instinctive, restreint de lui-même son activité et se condamne au repos pour diminuer l'usure de sa substance et mieux défendre son intégrité contre l'inanition.

Les recherches des physiologistes sur l'inanition, nous ont fait connaître en effet que dès le commencement du jeûne, le taux des échanges subit une forte diminution. La température s'abaisse de quelques dixièmes. L'urée et l'acide carbonique sont excrétés en quantité moindre. Pour l'acide carbonique, par exemple, Edw. Smith en a trouvé la quantité diminuée de 25 0/0. Ranke, Hanriot et Richet ont donné des chiffres analogues. Le mécanisme par lequel se produit cette inhibition des actions chimiques, consiste évidemment dans une sorte d'engourdissement cérébral. Comme c'est le système nerveux qui, par son activité, règle celle de l'organisme en général et que, d'autre part, il est bien plus sensible que tout autre système aux moindres variations du milieu intérieur ou extérieur, c'est lui qui est le premier atteint. Aussi dès que le sang commence à s'appauvrir, s'il ne survient pas de cause quelconque d'excitation, il entraine l'organisme dans cet état d'atonie où l'effort est impossible, mais qui est une bonne condition pour résister longtemps à l'inanition. Si celle-ci dure trop longtemps, après que toutes les réserves ont été consommées peu à peu, il arrive un moment où le système nerveux est atteint à son tour par la dénutrition, et alors on assiste en quelque sorte à la débâcle terminale, la perte de poids lente jusque-là s'accroit rapidement et la mort arrive. Mais au début de la période d'inanition, nous voyons l'organisme réaliser de lui-même l'épargne des tissus qu'on voulait attribuer à la caféine ; c'est cette épargne même qui est l'obstacle au travail, et c'est en activant la dénutrition que la caféine va ramener l'activité.

Si en effet on admet, comme nous venons de l'exposer, que l'ingestion des aliments agit comme stimulant du système nerveux, il ne coûte pas à l'esprit d'admettre qu'il soit possible de substituer un stimulant à un autre. On sait en effet que pendant des famines, des populations non civilisées ont recours à l'ingestion de substances non alimentaires, comme de l'écorce d'arbre ou de la terre glaise. On comprend que ce moyen puisse agir par les excitations mécaniques qu'il produit tout le long du tube digestif ; à plus forte raison est-il facile de comprendre que la caféine avec les propriétés excitantes que nous lui avons reconnues, à l'égard du système nerveux, vienne le réveiller, rallumer son activité et par son intermédiaire celle des muscles. Et dès lors l'organisme va brûler tout ce qu'il possède de réserves et transformer leur énergie chimique en travail.

Évidemment, il les aura de cette façon bien vite épuisées, et si l'alimentation n'est pas rétablie, la mort arrivera bien vite. C'est ce que l'on constate dans les expériences de Guimaraes.

Pour appuyer notre théorie, considérons accessoirement deux ordres de faits où l'activité, pendant l'inanition, est également maintenue intacte ou même excitée et où la dénutrition est évidente. Le premier de ces faits c'est l'action de la cocaïne. Nous avons vu dans l'introduction de ce travail, que la coca est employée dans certains pays de la même façon que les plantes à caféine dans d'autres. Or la cocaïne produit une suractivité de la combustion telle qu'on a pu dire qu'elle produisait de la fièvre.

Quant à la fièvre elle-même qui constitue le second ordre de faits dont nous voulons parler, son action dénutritive est trop connue pour qu'il faille la démontrer, et tout le monde sait que les fébricitants n'ont pas besoin de prendre d'aliments et que malgré un jeûne prolongé, leur activité se maintient excessive. Le rapprochement de ces deux cas avec l'action de la caféine nous paraît topique.

Nous consignons dans les différents tableaux suivants les résultats que nous avons obtenus dans les diverses expériences dont nous avons parlé dans cette troisième partie de notre travail.

Les chiens soumis au jeûne pendant un certain nombre de jours étaient enfermés dans des cages à parois de faïence. Pendant le premier jeûne ils ne prenaient que de l'eau à discrétion. Pendant le second d'une durée égale ils prenaient par jour une quantité de caféine variable d'après leur poids, mais toujours la même pour un même chien. Chaque jour ils étaient pesés et on a noté la quantité d'urine et d'urée de la journée.

Expérience I. — A. Chien au laboratoire depuis plus d'un an, bien gras. Mis en cage le 22 novembre. Dernier repas le 21 novembre.

DATES	POIDS	QUANTITÉ D'URINE	QUANTITÉ D'URÉE	OBSERVATIONS
22	18 kil.	»	»	
23	18	0	0	
24	17,500	600 c.c.	18 gr.	
25	17,300	0	0	
26	»	»	»	
27	»	425	11.5	Somme des deux jours.
28	16,900	400	9.5	
29	16,900	0	0	
30	16,300	»	»	Urine perdue.

Moyenne de la perte de poids par jour et par kilog. 10 gr.

Moyenne de la quantité d'urée par jour et par kilog. 0 gr. 36.

Le même chien est remis en cage le 9 décembre. Dernier repas le 8 à trois heures du soir.

DATES	POIDS	QUANTITÉ D'URINE	QUANTITÉ D'URÉE	OBSERVATIONS
9	»	»	»	0,20 centigr. de caféine.
10	17 kil.	275 c.c.	9 gr.	do
11	16,7	375	15.7	do
12	16,3	»	»	do
13	16	320	7	do
14	15,9	90	3	do
15	»	0	0	0
16	15,700	230	7.30	0,20 centigr. de caféine.
17	15,45	160	4.8	0

Moyenne de la perte de poids par jour et par kilog. 13 gr.

Moyenne de la quantité d'urée par jour et par kilog. 0 gr. 39.

EXPÉRIENCE II. — B. Chien griffon venant de la fourrière le 21. Mis en cage le 22 novembre.

DATES	POIDS	QUANTITÉ D'URINE	QUANTITÉ D'URÉE	OBSERVATIONS
22	11,900	»	»	
23	11,900	0	0	
24	11,500	0	0	
25	11,300	275 c.c.	14 gr.	Urine du jour et de la veille.
26	»	»	»	
27	10,900	250	13.3	Urine du jour et de la veille.
28	10,800	35	1.8	
29	10,800	0	0	
30	10,300	»	»	Urines perdues.

Moyenne de la perte de poids par jour et par kilogr. 15 gr.

Moyenne de la quantité d'urée par jour et par kilogr. 0 gr. 40 centigr.

2) Le même chien est remis en cage le 9 décembre. Dernier repas le 8 à 3 heures du soir.

DATES	POIDS	QUANTITÉ D'URINE	QUANTITÉ D'URÉE	OBSERVATIONS
9	»	»	»	0 gr. 15 centigr. de caféine
10	11 kil.	80 c.c.	2 gr.	d°
11	10.700	55	1,9	d°
12	10.700	40)	5,8	d°
13	10,500	80)		
14	10.200	85	4,6	d°
15	»	65	4,2	0
16	10	90	6,1	0 gr. 15 centigr. de caféine
17	9.800	70	4,6	0

Moyenne de la perte de poids par jour et par kilogr. 15 gr.

Moyenne de la quantité d'urée par jour et par kilogr. 0 gr. 35 centigr.

Expérience III. — Chien griffon venant de la fourrière le 17. Mis en cage le 18 décembre.

DATES	POIDS	QUANTITÉ D'URINE	QUANTITÉ D'URÉE	OBSERVATIONS
18	7·950	»	»	
19	7,650	0 c.c.	0 gr.	
20	7,300	145 c.c.	14,6	
21	7,270	0	0	
22	»	»	»	
23	6,950	120	9,8	

Moyenne de la perte de poids par jour et par kilogr. 16 gr.

Moyenne de la quantité d'urée par jour et par kilogr. 0 gr. 62 centigr.

Le même chien est remis en cage le 3 janvier.

DATES	POIDS	QUANTITÉ D'URINE	QUANTITÉ D'URÉE	OBSERVATIONS
3	7ᵏ330	»	»	0,20 centigr. de caféine.
4	7,280	0	0	do
5	7,058	130 c.c.	15 gr.	do
6	7,000	0	0	do
7	6,970	0	0	do
8	6,800	110	9,8	0

Moyenne de la perte de poids par jour et par kilog. 15 gr.
Moyenne de la quantité d'urée par jour et par kilogr. 0 gr. 69.

Expérience IV. — 1) Jeune chien courant au laboratoire depuis le 21 novembre. Dernier repas le 17 décembre au soir. Mis en cage le 18 décembre.

DATES	POIDS	QUANTITÉ D'URINE	QUANTITÉ D'URÉE	OBSERVATIONS
18	7ᵏ030	»	»	—
19	6,750	260 c.c.	10 gr.	..
20	6,570	140	2,5	...
21	6,370	230	6,4	—.
22	6,120	100	1,0	.—
23	6,070	780	3,0	—

Moyenne de la perte de poids par jour et par kilogr., 27 gr.
Moyenne de la quantité d'urée par jour et par kilogr., 0 gr. 65.
2) Le même chien est remis en cage le 3 janvier.

DATES	POIDS	QUANTITÉ D'URINE	QUANTITÉ D'URÉE	OBSERVATIONS
3	7ᵏ500	»	»	0,20 centigr. de caféine.
4	7,170	275 c.c.	16 gr.	do
5	7,005	175	7,9	do
6	6,790	120	2,2	do
7	6,630	190	3,8	do
8	6,535	95	2,2	0

Moyenne de la perte de poids par jour et par kilogr. 26 gr.
Moyenne de la quantité d'urée par jour et par kilogr. 0 gr. 86.
A plusieurs reprises nous avons soumis des chiens à l'influence d'une certaine dose de caféine et avons recherché quelles étaient les variations de la température. Nous donnons ici nos résultats.

Expérience V. — A. Chien assez fort, 22 janvier. Températature du laboratoire 17°, a bu il y a un quart d'heure 150 gr. d'eau à 11°.

3 h. 37. Température, 39° 2/20.

3 h. 45. Absorbe 0 gr. 80 centigr. de caféine.

3 h. 50. Température, 39° 8/20.

4 h. 04. — 39° 9/20. Vomissement d'un peu de mucus blanc et spumeux. Un peu de polypnée.

4 h. 17. Température, 39° 9/20.

4 h. 31. — 39° 11/20. Vomissement.

5 h. 40. — 39°,8/20

B) Chien griffon. Dans les mêmes conditions.

3 h. 41. Température, 39°,4/20

3 h. 47. Absorbe 0 gr. 55 de caféine.

3 h. 53. Température, 39°,6/20

4 h. 09. — 39°,7/20

4 h. 20. — 39°.7/20

4 h. 41. — 39°.8/20

5 h. 50. — 39°,4/20

Expérience V. — A) Premier chien. Température 17°. 25 janvier.

3 h. 20. Absorbe 0 gr. 90 de caféine.

3 h. 25. Température. 39°. 8/20. Agitation.

3 h. 35. — 39°,10/20. Fèces.

3 h. 47. — 39°, 8/20. Polypnée. Vomissements.

4 h. 00. 40°. 2/20.

4 h. 10. — 40°, 2/20. Plus de polypnée.

4 h. 30. — 39°,18/20.

6 h. 30. — 39°, 6/20.

B) Deuxième chien. Mêmes conditions.

3 h. 22. Absorption 0 gr. 65 de caféine.

3 h. 30. Température. 39°, 9/20.

3 h. 42. — 39°, 11/20.

3 h. 53. — 39°, 10/20.

4 h. 05. Température, 39°, 13/20.
4 h. 22.   —   39°, 14/20.
6 h. 00.   —   39°, 10/20.

EXPÉRIENCE VII. — A) Premier chien. 27 janvier. Température du laboratoire, 17°.
  9 h. 35. Température, 38°, 9/20.
  9 h. 38. Absorbe 0,75 centigr. de caféine.
  9 h. 47. Température. Vomissement.
  9 h. 50.   —   38°, 19/20. Vomissement.
  10 h. 12.   —   39°, 6/20.
  10 h. 45.   —   39°, 5/20.
  11 h. 17.   —   39°, 4/20.
  B) Deuxième chien. Mêmes conditions.
  9 h. 45. Température, 39°, 3/20.
  9 h. 46. Absorbe 0 gr. 50 centigr. de caféine
  10 h. 00. Température, 39°, 7/20.
  10 h. 20.   —   39°, 9/20.
  11 h. 12.   —   39°, 6/20.

Nous consignons dans les tableaux suivants les résultats que nous avons obtenus dans nos expériences sur l'homme. Les observations ont été prises sur deux hommes de même âge et à peu près de même poids soumis chacun à un régime invariable ou à peu près.

On a noté chaque jour la quantité d'urine recueillie dans les vingt-quatre heures et les analyses ont porté sur l'urée et l'acide phosphorique. Dans la colonne Observations nous indiquons les faits ayant fait varier les conditions de l'expérience.

Observation I

P... 1° Analyses faites sans administration de caféine.

DATES	QUANTITÉ D'URINE	DENSITÉ	URÉE p. 1000	URÉE absol.	AC. PHOSPH. p. 1000	AC. PHOSPH. absol.	OBSERVATIONS
10 juillet....	1100c	1,022	19gr,80	21gr,80	2gr,00	2gr,20	
11 —	1350	1,020	14,7	19.8	1,5	2,00	Marche de 20 kilom. avec un repos de deux heures après 10 kil. Deux verres d'eau. T. 25°.
12 —	900gr	1,027	33,8	30.4	2.30	2.07	Marche forcée et très rapide pendant une demi - heure. Transpiration abondante. Un verre de liqui- de en plus.
13 — ...	1150gr	1,027	26,80	30,80	3,3	3,7	»
14 —	1600	1.013	16.10	25,7	1,50	2,40	Deux verres de liquide en plus.

DATES	URINE	DENSITÉ	URÉE p. 1000	URÉE par jour	AC. PHOSPH. p.1000	AC. PHOSPH. p. jour	OBSERVATIONS
9 août......	1200	1,018	16,17	20,00	1,4	1,6	
12 septembre	1500	1,018	23,53	35,29	1,8	2,7	»
14 —	1250	1,021	19,7	23,62	1,8	2,25	0,50 de caféine la veille.

2° Analyses faites après administration de 0 gr. 50 de caféine le matin.

DATES	URINE	DENSITÉ	URÉE p.1000	URÉE par jour	AC. PHOSPH. p.1000	AC. PHOSPH. p. jour	OBSERVATIONS
11 août......	1500	1,021	20,59	31,08	1,70	2,5	—
12 —	1400	1,026	21,60	26,20	1,80	2,5	
13 septembre	1850	1,051	20,59	38,10	1,10	2,03	

Pc... 1° Analyses faites sans administration de caféine.

DATES	URINE	DENSITÉ	URÉE		AC. PHOSPH.		OBSERVATIONS
			p.1000	par jour	p.1000	par jour	—
4 août	900	1,034	27,4	24,6	3,0	2,70	—
5 —	1040	1,013	19,8	20,8	1,2	2,8	—
6 —	950	1,034	33,8	32,11	2,5	2,37	Urine recueillie après une marche et une nuit passée sur la planche.
12 —	1200	1,032	22,60	26,10	2,06	2,4	0,50 de caféine la veille

P... 2° Analyses faites après administration de 0 gr. 50 de caféine le matin.

DATES	URINE	DENSITE	URÉE		AC. PHOSPH.		OBSERVATIONS
			p.1000	par jour	p.1000	par jour	
11 août	1100	1,030	23,53	25.8	1.96	2.09	

QUATRIÈME PARTIE

Indications thérapeutiques de la caféine. — Modes d'administration.

Nous n'avons pu, le temps nous manquant, contrôler par des observations cliniques les diverses indications thérapeutiques que nous croyons cependant pouvoir formuler d'après les expériences que nous avons faites et les conclusions tirées de ces expériences. Nous avons dit déjà, ailleurs, que nous avions surtout en vue une étude physiologique des propriétés de la caféine.

Nous ne dirons rien de la caféine comme diurétique. D'autres auteurs ont parlé longuement de cette question et c'est encore là un des emplois les plus fréquents de ce médicament. Nous croyons du reste que l'analyse physiologique de ce mode d'action de la substance est encore à élucider en grande partie.

La caféine, de même, est fréquemment employée comme médicament cardiaque. Pour quelques auteurs même elle serait non seulement le succédané mais l'égal, de la digitale dans les affections du cœur. Nous ne voulons pas ici faire la critique de cette opinion. Nous nous contenterons de poser encore une fois la conclusion d'une

partie de notre travail : la caféine régularise les battements du cœur, empêche leur accélération et cela grâce
à son action vaso-tonique. Elle agit toujours du reste par
l'intermédiaire du système nerveux. Cette conclusion ne
nous permet-elle pas de dire qu'elle devra réussir dans
toutes les affections du cœur que notre savant maître,
M. le professeur Germain Sée, a rangées dans une même
classe qu'il désigne sous le nom de Type nervo-musculaire ? Chaque fois, croyons-nous, que l'on aura affaire à
une de ces formes cliniques où s'observe de l'arythmie,
la caféine sera indiquée.

Nous avons vu dans l'observation que nous avons relatée dans la première partie de notre travail que la caféine
par son action régulatrice sur les fonctions respiratoires
avait rendu un réel service. Il est fort probable que nous
avions eu affaire là à une de ces formes bulbaires de l'influenza dont il a été question dans ces derniers temps, et
nous croyons que c'est par une modification des fonctions
bulbaires qu'a agi dans ce cas la caféine. Dans tous les
cas donc où les fonctions respiratoires subiront un trouble
qu'aucune lésion locale, qu'aucun signe stéthoscopique
ne peut expliquer, et qui semble être d'origine nerveuse,
nous croyons la caféine indiquée. Trousseau, du reste,
l'avait déjà constaté lorsqu'il recommandait le café dans
le traitement de l'asthme nerveux ou essentiel. Notre
maître M. le professeur G. Sée s'est fort bien trouvé
dans plusieurs cas d'asthme, d'un traitement par la
caféine.

La caféine est surtout un excitant du système nerveux.
Depuis quelques années l'emploi de la caféine comme

tonique dans toutes les adynamies est recommandé par
nombre d'auteurs. Dans plusieurs travaux nous trouvons
cette idée abondamment développée, et il suffit de se
reporter à la thèse du D' Leblond pour voir les bons
effets obtenus par l'administration de la caféine dans la
fièvre typhoïde adynamique par exemple. D'autres travaux ont été publiés depuis à ce sujet et nous croyons
avec leurs auteurs à l'action bienfaisante de la caféine
dans les cas d'adynamie. Nous étendrons même encore le
domaine de cette action et recommanderons le médicament dans les convalescences des fièvres graves ayant
profondément affaibli l'organisme ; nous avons dit en effet
que la caféine donnait une véritable impulsion à celui-ci,
impulsion qui lui permettait de récupérer les réserves
perdues. Ces indications concordent trop bien, suivant
nous, avec nos conclusions pour être taxées de présomp-
tion.

C'est encore cette action excitante et tonique de la
caféine sur les fonctions motrices qui nous avait inspiré
l'idée de l'appliquer au traitement de la mélancolie.
Grâce à la bienveillance de M. le D' Magnan, auquel
nous sommes heureux d'adresser tous nos remerciements, nous avons pu observer deux malades de son service. Nous rapportons ici ces deux observations sans vouloir du reste en tirer plus de conséquences qu'elles ne
comportent.

Observation I

Madame M..., âgée de 58 ans. Mélancolique intermittente. Au moment où nous l'observons le 19 novembre 1889, elle se trouve dans un de ses accès de mélancolie. Silence complet, attitude déprimée. Mouvements lents mais continus. Une sorte d'agitation calme. Depuis le 16 novembre elle est dans cet état que l'on peut appeler stupeur agitée. Pouls 76. Respiration 12. T. 36°,8.

Le 20 novembre. Pouls, 84. Resp. 16. Température 37°. Le dynamomètre marque 11-16-18.

A une heure 55 nous lui faisons prendre 0 gr. 25 centigr. de caféine, dans un peu d'eau sucrée. Elle avale sans aucune difficulté.

A 2 h. 25. Pouls 76. Resp. 18. Dynamomètre 15-19.

A 3 h. 5. Pouls 88. Elle paraît beaucoup plus excitée qu'au début, cause davantage. Quand on lui présente le dynamomètre elle manifeste la peur de le casser et parle avec volubilité.

Elle rit aux éclats, puis retombe dans sa tristesse.

21 novembre. Accès en pleine rémittence.

A 2 h. Pouls 84. Resp. 20. Dynamo. Main droite 18, main gauche 15-18. Température 37°. 2 h. 30, 0 gr. 25 centigr. de caféine. 3 h. 10. Pouls 76. Resp. 20. 3 h. 30, 0 gr. 25 centigr. de caféine. 4 h. 5. Pouls 80. Resp. 20. Dynamomètre. Main droite 19. Main gauche 20.

5 h. 50. Pouls 80. Respiration irrégulière volontairement arrêtée par moment, 15-19 par minute. Dyn. Main droite 19. Main gauche 19. Température 37°.

5 h. 40. Elle refuse de s'asseoir, reste debout contre le mur, l'air sombre. Il semble que la mélancolie reparaisse bien qu'elle soit remuante.

Le 22. Pouls 88. Resp. 20. Dynam. Main droite 19, gauche 19. Température 37°.

3 h. 50. 0 gr. 50 centigr. de caféine. 4 h. 30. Pouls 68. Respiration 16. Dynamo. 16. 5 h. 20. Pouls 84. Resp. 24, irrégulière volontairement. Dynamo. 20.

23 novembre. 3 h. 10. Pouls 88. Respiration 20. Dyn. m. dr. 19. m. gauche 18. Température 37.

Elle est calme, reste l'air pensif mais sans dépression, répond sans retard aux questions qu'on lui pose, sourit. La veille elle avait été assez agitée et remuante.

OBSERVATION II

Mme P... Mélancolique avec idées de persécution. Elle a eu des hallucinations, un premier accès de mélancolie il y a trois ans. L'accès auquel nous assistons remonte à un mois. Au moment où nous l'observons elle est dans la stupeur la plus profonde (le 19 novembre). Insensible au chatouillement. Clignement des paupières difficile à obtenir. On obtient seulement une légère accélération respiratoire par le chatouillement plantaire. Aucun autre mouvement. Pouls 104. Respiration 20, superficielle. Température 37°,2.

20 novembre. Pouls 80. Resp. 20. Temp. 37°,4.

A 2 h. 5. On lui fait prendre difficilement 0 gr. 25 centigr. de caféine.

2 h. 25. P. 84. Resp. 22.

2 h. 30. Quand on veut la faire lever elle oppose une certaine résistance et on lit sur sa figure toute son anxiété. Le chatouillement plantaire détermine également une certaine anxiété et des contractions des orteils.

2 h. 50. Toujours la même résistance pour se lever. C'est avec peine qu'on arrive à lui faire traverser la salle et à la faire asseoir sur une chaise placée à un autre bout. Elle reste pendant un certain temps debout et se décide à s'asseoir après une minute.

Elle s'occupe davantage de ce qui se passe autour d'elle et

nous regarde quand nous causons avec un de nos amis. Elle est effrayée quand on frappe des mains à côté d'elle. Réflexes plus faciles. Elle marche plus tard plus aisément.

3 h. 5. Pouls 88. Resp. 24.

Le 21. 2 h. Pouls 76. Resp. 20. Températ. 37°,3.

2 h. 35. Caféine 0 gr. 25. centigr. 3 h. 10. P. 80. R. 20. 3 h. 35. Caféine 0 gr. 25 centigr., facilement absorbée.

4 h. 5. Pouls 80. Resp. 20. Se lève spontanément, regarde plusieurs fois à droite et à gauche.

5 h. 45. Pouls 80. Resp. 20. Température 37. 5 h. 55. Immobilité complète.

Le 22. A notre arrivée on nous dit qu'elle paraissait beaucoup mieux depuis hier soir, qu'elle était plus éveillée. Elle s'est levée seule et a marché plusieurs fois sans aide dans la matinée. Elle a mangé seule, a causé avec l'infirmière lui demandant de ne pas lui donner de viande, choses qu'elle n'avait pas faites depuis l'arrivée à l'asile.

Lorsque nous l'observons, elle se lève plusieurs fois de suite, elle rit et répond à notre demande : « Avez-vous bien mangé aujourd'hui ? — Oui, j'ai mangé un peu ».

3 h. 20. Pouls 80. Resp. 20. Dyn. 0. T. 36°,6. Elle a refusé obstinément de serrer le dynamomètre.

4 h. 45. Nous arrivons après bien des résistances à lui faire prendre 0 gr. 50 de caféine. Elle serre la bouche et les dents, mais sur la menace de lui passer la sonde, elle s'écrie : « J'aime mieux boire au verre, » et elle arrive à avaler sans difficulté la caféine. Quelques instants après elle a les yeux plus vifs et remet ses cheveux en place, s'essuie la bouche avec son tablier qu'elle étale ensuite soigneusement sur ses genoux, puis retombe dans une attitude plutôt pensive que mélancolique.

Elle fait plus attention à ce qui se passe autour d'elle.

4 h. 55. On lui donne le dynamomètre et elle le serre sans difficulté. Nous notons 11 divisions.

5 h. 20. P. 80. R. 20. Dyn. 0. Elle refuse obstinément de serrer le dynamomètre mais fait cependant quelques mouvements.

Elle reste toujours éveillée et fait attention à ce qui se passe dans la chambre. Elle se lève, fait quelques pas puis se rasseoit dès qu'on l'observe. Agitation des mains. Dans la soirée, elle demande à ne pas manger.

23 novembre. Pouls 72. Resp. 20. T. 36°,6.

Elle n'a pas voulu se lever le matin, mais une fois habillée, elle marche seule une partie de la matinée, s'adosse à un mur et répond qu'elle s'assoiera si elle veut, quand on lui demande de le faire. Elle cause du reste plusieurs autres fois.

Elle se lève à notre entrée à 3 heures. Quand nous lui présentons le dynamomètre elle cherche à le serrer. Elle suit des yeux ce que nous faisons et se lève quand nous le lui demandons.

Le clignement des yeux qui a reparu depuis plusieurs jours, est encore plus net et plus facile. La figure a perdu le masque immobile des premiers jours. Nous lui faisons encore prendre 0 gr. 50 centigr. de caféine qu'elle absorbe facilement. Elle se met à rire ensuite.

4 h. 50. Pouls 68. Respiration 20. 5 h. Pouls 72. Respir. 20. 5 h. 15. Pouls 76. Resp. 20.

24-25 novembre. Nous avons cessé l'administration de la caféine. Elle a causé et reste un peu moins triste qu'au début de l'observation, mais elle ne marche plus et ne veut pas manger.

Le 26. Elle se lève seule, mais est plus abattue. Nous ne donnons toujours pas de caféine. Elle demande à quitter l'asile. Elle ne veut plus manger. L'infirmière nous affirme qu'elle est beaucoup plus triste. A cinq heures du soir nous l'observons. Pouls 60. Resp. 16. Température 36°,5. Dynam. 0.

Elle pleure quand on lui cause. Le clignement des yeux persiste, elle ne veut plus répondre aux questions du Dr Magnan. Elle paraît en somme beaucoup plus triste, bien que ses yeux aient toujours l'éclat des jours précédents.

1er décembre, même état.

Nous ne voulons pas poser de conclusions, mais nous nous contenterons de faire remarquer que la caféine, particulièrement dans cette deuxième observation, a eu une action excitante assez nette. Il serait néanmoins impossible d'en tirer de fermes conséquences pratiques.

Si maintenant nous voulons ne plus considérer la caféine comme médicament mais bien comme substance excitante pour un homme sain, voyons dans quelles circonstances on pourra l'employer sans danger et quels services elle pourra rendre dans certaines conditions. Cette question avait été mise à l'ordre du jour, dans ces dernières années, par M. le Dr Heckel, professeur à la Faculté des sciences de Marseille, à propos des rations dites accélératrices et dont le principe actif était la kola, c'est-à-dire la caféine. Nous avons rapporté certains faits dans la première partie de notre travail. L'observation de notre ami prouve que la caféine lui a été utile dans l'effort violent qu'il eut à donner pour effectuer sa longue course en vélocipède.

D'un autre côté, les expériences que nous avons faites pour l'analyse physiologique de cette propriété en apparence merveilleuse de la caféine ont donné, croyons-nous, l'explication des faits observés. Mais nous nous hâtons de répéter ce que nous avons déjà dit dans la troisième partie de notre étude. L'effort ne peut être prolongé, sous l'influence de la caféine, pendant un temps indéterminé, le poison ne réparant pas les pertes de l'organisme, mais permettant seulement à ce dernier d'user ses réserves. Aussi devons-nous tenir grand compte de ce fait dans les applications que nous pourrons indiquer et croyons-nous pouvoir conclure de la façon suivante : Lorsqu'on aura à donner un effort violent, soit physique, soit intellectuel et cela sans prendre aucun aliment, la caféine pourra être utilisée. Elle fait disparaitre la sensation pénible de la faim et de la fatigue, empêche l'essoufflement et l'accélération des battements du cœur. Mais il ne faut pas en continuer longtemps l'usage sous peine d'épuisement.

Il est nécessaire maintenant d'entrer dans quelques détails au sujet du mode d'administration. Nous avons en effet décrit deux phases d'action de la caféine, et nous avons vu que pendant la première, le sujet était loin de se trouver dans un état satisfaisant pour accomplir un effort. Au contraire, pendant la seconde phase c'est un bien-être complet qui remplace les sensations pénibles éprouvées auparavant. Aussi, croyons-nous pouvoir poser les règles suivantes :

La caféine ne devra jamais être prise moins de deux heures avant l'effort que l'on veut produire, et cela lorsqu'on veut employer une dose massive, 0 gr. 50 centigr. par exemple.

Si au contraire on se sert de doses fractionnées on pourra administrer la caféine pendant le temps même de l'effort.

Nous avons remarqué en effet que des doses faibles, 0 gr. 10 centigr. par exemple, ne provoquaient pas du tout l'impression désagréable de la première phase d'absorption.

La dose totale pour un jour ne dépassera pas 1 gr. 50 à deux grammes.

Les doses fractionnées ont parfaitement réussi à notre ami dans ses courses et il est arrivé aussi à éviter un des inconvénients de la caféine. Nous voulons parler des douleurs parfois très violentes siégeant au creux épigastriques, et que Mantegazza avait désigné sous le nom de *gastralgia matica*. D'autres auteurs ont noté cet inconvénient, en même temps qu'ils signalaient des vertiges, des maux de tête, parfois même de véritables convulsions. Il suffit de se rappeler l'observation prise sur nous-même et rapportée au début de cette étude pour se rendre compte de l'effet que peuvent produire 0 gr. 50 centigr. de caféine pris en une seule fois.

Il faut donc fractionner les doses ; nous étendrons du reste ce précepte à l'application de la caféine comme médicament.

Nous ferons encore une dernière remarque que nous devons à notre maître M. le professeur Germain Sée. Il ne faut jamais administrer la caféine quelque temps seulement avant la nuit sous peine de voir se produire une insomnie souvent complète. M. Germain Sée conseille de donner la dernière dose au moins six heures avant la nuit.

Quel est maintenant le meilleur mode d'administration de la caféine. Depuis quelques années les injections hypodermiques sont extrêmement vantées. Dans une thèse récente M. le Dr Amat les recommande sans aucune réserve. Nous croyons qu'il y a là une exagération. Plusieurs raisons nous poussent à le dire. D'abord, les injections hypodermiques de caféine même faites dans les meilleures conditions, celles, par exemple, indiquées par les partisans de la méthode, ne sont pas sans inconvénients. Nous avons eu l'occasion d'observer plusieurs fois une douleur assez vive, non pas peut-être immédiatement après l'injection, mais au bout de quelques heures. Enfin, inconvénient plus grand, c'est la persistance, déjà signalée par Leblond, d'une légère tumeur douloureuse pendant plusieurs mois au moindre attouchement. Nous ne voulons pas nous poser en adversaire absolu de cette méthode, l'inconvénient que nous signalons serait de peu d'importance si la caféine devait être administrée d'une façon rapide ; mais nous croyons avoir dû faire cette réserve.

La caféine a été employée en pilules. Nous ferons à ce mode d'administration les mêmes objections que Leblond à cause de la lenteur avec laquelle la pilule peut se dissoudre dans l'estomac.

Nous croyons donc qu'il vaudra mieux l'employer dans un julep et nous conseillerons la formule suivante :

        Caféine.............   0 gr. 75 centigr.
        Benzoate de soude...   0 gr. 75   —
        Julep gommeux......   120 gr.

Par cuillerées dans les 24 heures.

On se trouvera bien également de l'administration de la caféine en cachets. Ceux-ci, pour un poids de 0 gr. 20 centigr., dose que nous avons dit suffisante pour une prise, ne sont pas trop volumineux et peuvent rendre de réels services en masquant l'amertume de la caféine qui, sans être très désagréable, peut gêner certains malades.

CONCLUSIONS

I. — La caféine a une action élective sur le système nerveux dont elle exagère la tonicité, et c'est par l'intermédiaire de celui-ci qu'elle agit sur tous les autres systèmes.

II. — La caféine empêche l'accélération des battements du cœur et l'essoufflement consécutifs à l'effort. Elle paraît maintenir la pression sanguine à son niveau normal et agir sur le cœur par son action vaso-tonique.

III. — La caféine n'agit pas sur la nutrition comme un aliment d'épargne.

IV. — Elle n'a pas une action spécifique sur l'excrétion de l'urée : elle la modifie dans des sens divers sous l'influence de conditions inconnues.

V. — Elle paraît élever la température centrale et augmente la quantité d'acide carbonique exhalé, c'est-à-dire qu'elle augmente les pertes en carbone, sans du reste restreindre les autres.

VI. — La caféine agit sur l'individu inanitié non pas comme aliment, mais en tonifiant le système nerveux et en permettant, par son ingestion, d'utiliser les réserves de l'organisme.

La caféine en thérapeutique pourra être fréquemment utile.

1° Dans les maladies du cœur, chaque fois que l'arythmie est observée.

2° De même aussi dans les cas, où par suite de modifications des fonctions bulbaires, nous aurons de l'irrégularité de la respiration.

3° Dans tous les états adynamiques et les convalescences des fièvres graves.

Pour ce qui concerne l'emploi de la caféine dans l'effort, nous dirons que :

La caféine permet de continuer longtemps celui-ci sans fatigue. Elle fait disparaître la sensation pénible de la faim. Il ne faut pas en continuer longtemps l'usage sous peine d'épuisement.

Il faut administrer la caféine à doses fractionnées de 0 gr. 10 à 0 gr. 20 centigr. pour une prise et ne pas dépasser 1 gr. 50 dans les vingt-quatre heures. La dose moyenne doit être de 0,50 centigr.

Le meilleur mode d'administration est la potion ou les cachets. Nous faisons des réserves pour les injections hypodermiques à cause de la douleur qu'elles provoquent.

INDEX BIBLIOGRAPHIQUE

Amat. — *Action tonique et excitante des injections sous-cutanées de caféine*. Th. Paris, 1888-1889.

Albers (de Bonn). — *Deutsche Klinik.*, 1852, 1853, 1857.

Amory. — The physiological action of cafein and thein *Boston med. and Surg. Journ.*, 1868.

Bennet. — An experimental inquiry the physiological actions of theine, cafeine, guaranine and theobromine. *Edimburgh medical Journ.*, 1873.

Binz. — Beitrage zur Kentuss der Kaffebestandtheile. *Archiv. f. experim. Path. und Pharmak.* 1878.

Böcker. — *Archives générales de médecine*, 1848.

Brakenridge. — On the action and uses of citrate of cafein as a diuretic. *Edinb. medical Journ.*, 1881.

Brunton et **Fasch**. — Circonstances qui modifient l'action de la caféine et de la théine sur les muscles volontaires. *Journal of physiology*, IX.

Buchheim et **Einsenmenger**. — *Eckhards Beitrage zur anatomic und physiologie*, 1870.

Charpentier. — Lettre à Magendie. *Comptes rendus Académie des sciences*, 1850, t. XXX.

Couty. — Le maté. *Revue scientifique*, 1881, 2ᵉ semestre.

— Influences du café sur la composition du sang. *Société de biologie*, 1883.

Doublet. — Le maté. *Th.*, Paris, 1885-86.

Dujardin-Beaumetz. — *Leçons de clinique thérapeutique*, 1888.

Eustratiades. — Du café. *Thèse de Paris*, 1870.

Falk. — *Wirchow's Archiv*, 1857.

Fonssagrives. — Café. *Dict. encycl. des sc. méd.*

Fort (J. A.). — *C. R. de l'Académie des sciences*, 19 mars 1883.

Francotte. — *Annales de la Société médico-chirurgicale de Liège*, 1883.

Fubini et **Ottolenghi**. — *Arch. italien. de biologie*, t. III.

Gentilhomme. — Propriétés physiologiques de la caféine. *Soc. méd. de Reims*, 1867.

Giraud. — *Contribution à l'étude physiologique et thérapeutique de la caféine*. Thèse de Lyon, 1881.

Gosset-Deslonchamps. — *Guarana et guaranine*. Th. Paris, 1884-85.

Guimaraes. — De l'usage et de l'abus du café. Analyse *in Archiv. de physiologie*, 1883.

— Action physiologique et hygiénique du café. *Archiv. de physiologie*, 1884.

Guimaraes et **Niobey**. — De l'action du café sur la composition des gaz du sang. *Acad. des sciences*, 1884.

Hammond. — Café. *In American Journal of the medical science*, 1856.

Henneguy. — *Étude physiologique sur l'action des poisons*. Th. Montpellier, 1875.

Hoppe. — Des effets de la caféine sur le système nerveux des animaux. *Echo méd. de Neufchatel*, 1858.

Hoppe-Seyler. — *Deutsche klinik.*, 1857.

Huchard. — De la caféine dans les affections du cœur. *Union médicale*, 1882.

Hyde-Salter. — Mode d'action du café dans l'asthme. *Edinb. med. Journ.*, 1859.

Jaccoud. — *Leçons de clinique médicale*. Hôpital de la Charité, 1867.

Johannsen. — *Ueber die Virkung des Coffeins*. Dissert. Dorpat, 1869.

Jomand. — *Du café*. Thèse de Paris, 1869.

Laborde. — Cocaïne, théine, caféine. *Gaz. hôpit.*, 1885.

Laynoux. — *Traitement de la coqueluche par le valérianate de caféine*. Thèse, Paris, 1877.

Langgaard. — Zur Caffeinwirkung. *Berliner Klinische*, 1886. Zur diuretischen Wirkung des Coffeins. *Centralblatt f. d. med. Wissensch.*, 1886.

Lehmann. — Café. *In Ann. der Chemie und Pharmacie*, 1853.

Leblond. — Thèse, Paris, 1883.

Lépine. — De l'emploi de la caféine dans les maladies du cœur. *Société des sc. méd. de Lyon*, 1882.

Leven. — Théine et caféine. *Arch. de Phys.*, 1868.

Liell Edward. — Empoisonnement. *Union méd.*, 1885.

Marchand. — Café. *Nouv. Dict. méd. et chirurg. pratiq.*

Marey. — La Méthode graphique.
— La circulation du sang à l'état physiologique et dans les maladies, 1881.
Mantegazza. — *Gaz. med. ital. Lombardie*, 1859.
Martin de Moussy. — Maté. *Descript. géograph. et statistiq. de la Confédération Argentine* (p. 428, t. I), 1860.
Marvaud. — *Alcool, thé, café, coca, maté*. Th., Paris, 1870.
Thomas. J. Mays. — The analgesic action of thein. *Med. News*, 1886.
Méplain. — *Du café*. Thèse, Paris, 1868.
Monnet. — *Action physiolog. de la Kola*. Th., Paris, 1884.
Parkes. — Café. *London med. Jour.*. 1875 (p. 47).
Paschkis et **Pal**. — Ueber die Muskelwirkung des caffeins, théobromins und xanthins, *in Wien medic. Jahresb.*, 1886.
Rabuteau. — Traité de thérapeutique
— *Comptes rendus Société de biologie*, 1870.
— *Comptes rendus de l'Acad. des siences*, 1873.
Robin (A.). — *Leçons cliniques et thérap. médicales*, 1887.
Roux. — Variations dans la quantité d'urée excrétée avec une alimentation normale sous l'influence du café. *Comptes rendus de l'Acad. des siences*, 1873.
Sée. — Du diagnostic et du traitement des maladies du cœur.
— Des médications cardiaques. *Communic. à l'Académie de médecine*, 1888.
Sabarthez. — *Etude physiologique du café*. Th., Paris, 1870.
Schröder. — Ueber die Wirkung des caffeins als diuretic. *Centralblatt fur d. med. Wissensch.*, 1886.
Schmiedeberg. — Ueber die Unters. der kofein wirkung an Rana temporaria und Rana esculenta. *Arch. f. exper path. und. pharm.*, 1874.
Schlagdenhauffen et **Heckel**. — Kola. *Journal de pharmacie*, 1887.
Smith Edward. — Recherches expérimentales sur la respiration dans ses rapports avec l'alimentation. *Journal de Brown-Séquard*, 1860.
Squarrey. — Café. *Dublin med. Jour.*, 1865.
Stuhlmann et **Falk**. — *Arch. f. Path. anat. und Phys.*, t. II.
Szerlecki. — *Essai sur la physiologie pathologique et sur le traitement des délires causés par l'abus des médicaments dystrophiques dits d'épargne*. Th., Paris, 1875.
Tanret. — *Bull. et Mém. Soc. thérapeut.*, 1881.
Trousseau et **Pidoux**. — Café. *Traité de thérapeutique*.

Trousseau. — Du café dans le traitement de l'asthme essentiel. *France méd.*, 1860.

Vialla. — Du café. *Thèse de Montpellier*, 1820.

Voit. — *Untersuchungen über den Einfluss des Kochsalzes der Kaffees und der Mushelbewegungen auf den Hoffwechsel. Munchen*, 1860.

Dietl et **Vintschgau**. — Analyse de Dastre, *in Rev. sc. méd.*, 1876, t. XIII.

Wilm et **Hanriot**. — *Traité de chimie minérale et organique*, 1888.

TABLE DES MATIÈRES

IMPRIMERIE LEMALE ET Cⁱᵉ, HAVRE

A LA MÊME LIBRAIRIE

BAUDOUIN (Georges), ancien interne des hôpitaux. — **Contribu**
tude des syphilis graves précoces, formes, fréquence, é
pronostic. Prix......................................

BESANÇON, ancien interne des hôpitaux. — **D'une néphrite liée à** ı
sie artérielle, avec une planche en couleurs. Prix............... 3

CARLIER, ancien interne des hôpitaux. — **Le doigt à ressort**. Prix. 6 fr.

COURTADE (Denis), ancien interne des hôpitaux. — **Contribution à l'étude**
thérapeutique de la digitale dans les affections du cœur.
Prix.. 4 fr. 50

DESPAIGNE, ancien interne des hôpitaux. — **Etude sur la paralysie**
faciale périphérique. Prix........ .... 3 fr. 50

GAUME, ancien interne des hôpitaux. — **Contribution à l'étude du foie**
brightique. Prix....................................... 2 fr. 50

GIBOTTEAU, ancien interne des hôpitaux. — **Développement des fonctions**
cérébrales et paralysies d'origine cérébrale chez les enfants.
Prix.. 4 fr.

GILLET, ancien interne des hôpitaux. — **De l'embryocardie ou rythme**
fœtal des bruits du cœur. Prix...................... 2 fr. 50

GUINON (L.), ancien interne lauréat des hôpitaux. — **De quelques trou-**
bles urinaires de l'enfance (névroses urinaires de l'enfance).
Prix.. 4 fr.

HAMON, ancien interne des hôpitaux. — **Contribution à l'étude de la**
congestion pulmonaire idiopathique chez les enfants. Prix. 2 fr. 50

HILLEMAND, ancien interne des hôpitaux. — **De la spécificité cellulaire**
chez l'homme. Prix.................. .... 3 fr. 50

KLIPPEL, ancien interne des hôpitaux. — **Des amyotrophies dans les**
maladies générales chroniques et de leurs relations avec le
lésions des nerfs périphériques. — Prix.....................

LAFFITTE, ancien interne des hôpitaux. — **Essai sur le mal de B**
et les néphrites Prix............................... 3

LESAGE, ancien interne des hôpitaux. — **Etude clinique sur le cho**
infantile. Avec 7 tableaux tracés par M. le Dr Ollivier (médecin des Enfan..
Malades). Prix.................................... 3 fr. 50

LEUDET, ancien interne des hôpitaux. — **Essai sur le rétrécissement**
tricuspidien. Avec 2 planches en chromolithographie. Prix.......... 6 fr.

LOSTALOT-BACHOUÉ, ancien interne des hôpitaux. — **Troubles viscé-**
raux consécutifs à l'affaiblissement du plancher pelvien chez
la femme. Prix................................... .... 2 fr. 50

MARTHA, ancien interne des hôpitaux. — **Étude clinique sur la para-**
lysie agitante, attaques vertigineuses, apoplectiformes et épi-
leptiformes. Prix..................................... 3 fr.

PARELLE, ancien interne des hôpitaux. — **De la pseudo paralysie gé-**
nérale saturnine. Prix................................ 3 fr.

REGNAULT, ancien interne des hôpitaux. — **Des altérations crâniennes**
dans le rachitisme. Prix................................ 2 fr. 50

WIDAL, ancien interne des hôpitaux. Médaille d'or. — **Étude sur l'Infection**
puerpérale, la plegmatia alba dolens et l'érysipèle. Avec 4 planches en chromolithographie. Prix.......................... 8 fr.

WURTZ, ancien interne des hôpitaux. — **Les leucomaïnes du sang nor-**
mal. Prix. .... 2 fr. 50

IMPRIMERIE LEMALE ET Cie, HAVRE

www.ingramcontent.com/pod-product-compliance
Lightning Source LLC
LaVergne TN
LVHW020710200726
843508LV00002B/958